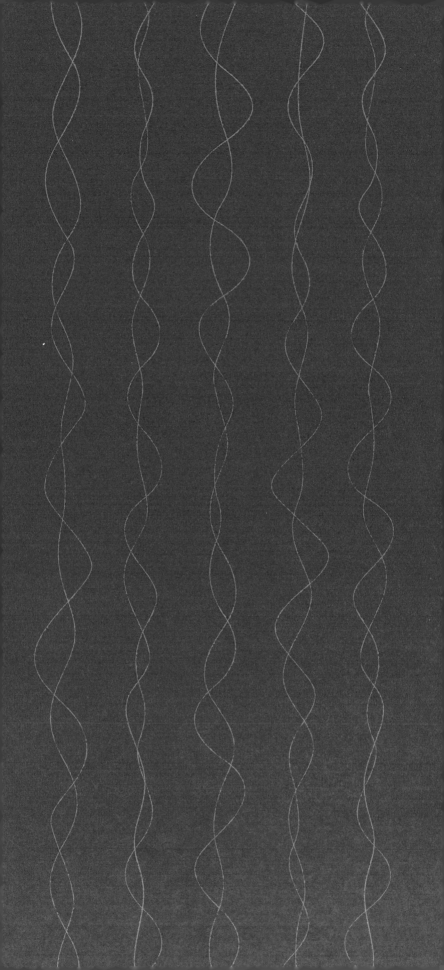

がんと
正しく戦うための
遺伝子検査と
精密医療

いま、医療者と患者が
知っておきたいこと

nishihara hiroshi

西原広史

羊土社
YODOSHA

はじめに

2016年11月に放送された、NHKスペシャル「"がん治療革命"が始まった ～プレシジョン・メディシンの衝撃～」を見た方は、まさに衝撃を受けたのではないでしょうか? 特にがんに罹患し、治療中の患者さんは、自分が今現在受けている治療のままでよいのか? と疑問を抱き、番組中に登場した国立がん研究センターや北海道大学病院に電話された方も多いでしょう。私はその時、北海道大学病院がん遺伝子診断部で診療を行っていましたが、一日中なり続ける電話に、それこそ衝撃を受けていました。そして2017年に入ると「がんゲノム医療」という言葉をあちこちで見かけるようになりました。「がん」、「ゲノム」、「遺伝子検査」、こうした言葉が紙面やネット上で溢れ、6月に国が「がんゲノム医療中核拠点」を認定する、というニュースが流れると、全国のがん拠点病院は色めき立ちました。まさに、「がんゲノム医療狂騒曲」がスタートしたのです。しかし、患者さんはおろか、多くの医療者の方々も、おそらく「がんゲノム医療の正体」、そして、その中核をなす「がん遺伝子検査」とは一体、何なのか、どんなことが行われようとしているのか、さらには、がん治療の未来はどうなっていくのか、わからないことが多いのではないでしょうか?

「がんゲノム医療」の最前線の立場から、がんの遺伝子検査とはどのようなものなのか、なぜがん遺伝子を調べる必要があるのか、そして遺伝子検査に基づく適切な個別化治療である「精密医療」について、まとめてみました。がんで闘病中の方、あるいは家族にがんの患者さんがいる方、そして、がん治療にかかわる医療者など、幅広い方々に本書を読んで頂ければ幸甚です。

2017年 9月

西原広史

第1章
「がん」のなりたちと、
遺伝子変異

11

第2章
遺伝するがん、
しないがん

27

第3章
遺伝子の異常と
がん治療薬

41

第4章
がんの
遺伝子検査

61

第5章
一人ひとりにあわせた
がん治療

第6章
次世代のがん予防、
がん治療へ

第1章
「がん」のなりたちと、遺伝子変異

人間五十年、下天の内をくらぶれば、夢幻の如くなり—織田信長も好んだと知られる敦盛（幸若舞）のこのセリフは、"人の寿命はせいぜい50年"と間違って解釈されることが多いようですが、当時の「人間」は今の「世間」にあたる言葉で、"人の世の50年間は天界の時間と比すれば夢幻のように儚いものだ"という意味です。実際に、この詞が詠まれた平安時代の平均寿命は50年どころかもっと短く、30年前後だったと言われており、その主な死因は結核などに代表される感染症や栄養失調でした。それが「人生80年」になった現代日本では、死因の第1位は「がん」であり、最近の統計では3人に1人が「がん」で命を落とす、と言われています。私たちが長寿と引き換えに患うことになった「がん」。本書を手に取っていただいた方は、その「がん」との新しい戦い方である「精密医療（プレシジョン・メディシン）」に興味をおもちと思います。「がん精密医療」の理解のためには、まず「がん」が「遺伝子の病気」であることを知っていなければなりません。本書のはじめに、「がん」とは何かを考えていくことにし

ましょう（なお、「がん」の分子生物学的な背景をすでにご存知の方は、本章は読み飛ばしていただいて構いません）。

「がん」という病気は1つではない

　「がん」=悪性腫瘍（悪性新生物）にはどんな種類があるのでしょうか？ それを理解するためには、まず私たちの体をつくる細胞について知る必要があります。すべての生物は「細胞」と呼ばれる構造の集合体で、ヒトであれば約37兆個の細胞からできています。細胞には様々な種類があり、例えば皮膚や口の中の粘膜などで外界と接する細胞（=「上皮系細胞」と呼びます）、筋肉や骨をつくる体の内部の細胞（=「間葉系細胞」）、赤血球や白血球などの「造血系細胞」は、それぞれ違った役割を担っています。一人のヒトのすべての細胞はもとは1つの受精卵からつくられるため同じ設計図をもっていますが、その役割によって形も機能も異なります **Fig.1** 。「がん」はこの細胞に異常が起こる病気です。

Fig.1 私たちをつくる細胞

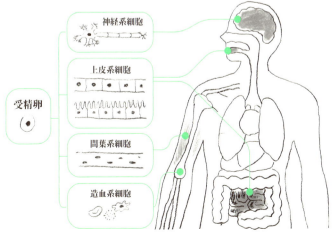

神経系細胞

上皮系細胞

受精卵

間葉系細胞

造血系細胞

一般的に、ひらがなで「がん」と書く場合はすべての悪性腫瘍を指しますが、漢字の「癌」は上皮系細胞から発生する悪性腫瘍を意味します。一方、間葉系細胞（体の内部の細胞）から発生する悪性腫瘍は「肉腫」と呼びます。これ以外に、造血系細胞から発生する血液系悪性腫瘍は「白血病」「悪性リンパ腫」に分類されますし、神経系細胞から発生する「がん」もあります Fig.2。そのなかでヒトに最も多い「がん」は上皮系細胞から発生するものであり、それは"粘膜や皮膚などは日常において最も脱落・再生のサイクルが早い（盛んに増える）細胞なので、がん化する確率も高いから"と説明されています。では、なぜ増殖能の高い細胞はがん化しやすいのでしょうか？（※ 読みやすさのため、以降本書ではすべての悪性腫瘍をひらがなの「がん」と表記します。）

「がん化」と遺伝子

　細胞の機能はすべて、ホルモンや受容体などの「タンパク

Fig.2 がんの発症部位と分類

1. 上皮系腫瘍→癌腫（carcinoma）

腺上皮：腺腫（adenoma）、腺癌（adenocarcinoma）
扁平上皮：扁平上皮癌（squamous cell carcinoma）
尿路上皮：尿路上皮癌（urothelial carcinoma）
肝細胞：肝細胞癌（hepatocellular carcinoma）

2. 間葉系腫瘍→肉腫（sarcoma）

骨、軟骨：骨肉腫（osteosarcoma）、軟骨肉腫（chondrosarcoma）
平滑筋、横紋筋：平滑筋肉腫（leiomyosarcoma）、横紋筋肉腫（rhabdomyosarcoma）

3. 造血系腫瘍→白血病、悪性リンパ腫

骨髄造血細胞：白血病（leukemia）
リンパ節、脾臓：悪性リンパ腫（malignant lymphoma）

4. 神経系腫瘍→脳腫瘍など

神経膠細胞：膠芽腫（glioblastoma）
神経鞘細胞：神経鞘腫（schwannoma）

5. その他の腫瘍→悪性黒色腫など

母斑細胞：悪性黒色腫（malignant melanoma）

質」で調節されています。このタンパク質をつくるための設計図が「遺伝子」です *Fig.3*。ヒトの細胞には約23,000個の遺伝子があると言われ、それぞれに名前がつけられています。そのうち20〜400個の遺伝子が「がん」の発症に関与していると考えられ、「がん関連遺伝子」と呼ばれます。私たちは誰もが同じ数の遺伝子をもっていますが、その設計図に書かれた内容は少しずつ異なっており、ときには書き間違え（異常）もあります。がん関連遺伝子に変異 *1 などの異常が起こることで、異常なタンパク質が産生され、細胞に異常が生じた状態が「がん」なのです。

　では、細胞が「がん」になること、すなわち「がん化」とはどのような状態を言うのでしょうか? 専門的には「無限増殖」「接触阻害の消失」「腫瘍形成能」という何やら小難しい3つの条件がそろった病態を意味しますが、平たく言うと"細胞が無制限に増殖し、増えすぎたがん細胞によって臓器が壊れる"ということです。

　私たちの体の中では、眠っている細胞、増える細胞、死に

Fig.3 細胞・遺伝子・タンパク質

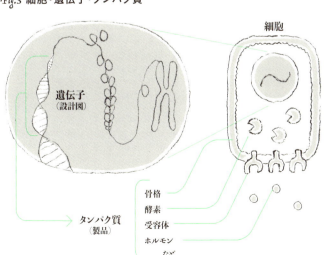

ゆく細胞のバランスがとられています。大きな駐車場に、たくさんの車が行儀よく止まったり、入って来たり、また出て行ったりする様子を頭に浮かべてみてください。「がん」は、そこに暴走車がなだれ込んでくるかのように細胞が増えるイメージです。車が暴走するには、フットブレーキが壊れ、サイドブレーキが壊れ、そのうえでアクセルが踏まれる必要があり、1つの原因では起こりません。これは細胞のがん化（＝暴走）においても同様で、1つではなく複数の遺伝子に変異が積み重なることで起こると考えられています。

「がん遺伝子」と「がん抑制遺伝子」

がん関連遺伝子は、大きく「がん遺伝子」と「がん抑制遺伝子」の2種類に分類されます。これは、車で言えば「がん遺伝子」がアクセル、「がん抑制遺伝子」がブレーキに相当します。

強力な「がん遺伝子」を健康な細胞に人工的に導入して

*1 変異

遺伝子情報は、4種類の塩基（アデニン、チミン、シトシン、グアニン）が約30億並んだ物質である「DNA」に書き込まれています。1人のヒトがもつ全遺伝子情報のことを「ゲノム」とよびます。このゲノムDNAの塩基の並び順（塩基配列）が変化してしまうことで、正しいタンパク質がつくられなくなったり、異常なタンパク質ができてしまうことを、変異と呼びます。

*2 がん化の抑制機構
　　（細胞老化・プログラム細胞死）

がん遺伝子に変異が生じた細胞には、がん抑制遺伝子の働きによって「細胞老化」という現象が起こり、増殖が抑制されます。さらに、変異をもった細胞に自ら死ぬように促す「プログラム細胞死（アポトーシス）」が起こることによって、異常な細胞は体内から除かれます。

も、「がん抑制遺伝子」が無事であれば細胞はがん化しません*2。しかし、先に「がん抑制遺伝子」を破壊したうえで「がん遺伝子」を導入すると、細胞はいとも簡単にがん化します。

　つまり、細胞ががん化するためには、最低でもアクセルに相当するがん遺伝子と、ブレーキに相当するがん抑制遺伝子の両方に異常が起こる必要があるのです Fig.4。

　実際に種々のがんにおいて、こうした多段階の遺伝子変異による発がんメカニズムが判明しています。例えば大腸がんでは、見た目が正常な大腸粘膜でも「APC」という名前のがん抑制遺伝子に異常が起こっている場合が知られています。続いて「KRAS」というがん遺伝子や「TP53」というがん抑制遺伝子の異常が起こると、良性腫瘍である大腸ポリープが発生します。さらに、「テロメラーゼ」など複数の遺伝子変異が積み重なることで悪性化し、浸潤するがんへと進展していくのです Fig.5。

Fig.4 がん化のアクセルとブレーキ

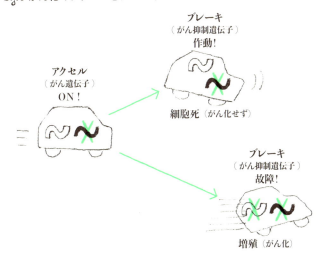

ブレーキ
（がん抑制遺伝子）
作動！

アクセル
（がん遺伝子）
ON！

細胞死（がん化せず）

ブレーキ
（がん抑制遺伝子）
故障！

増殖（がん化）

なぜ増える細胞はがん化しやすいか

　「なぜ増殖能の高い細胞はがん化しやすいのか?」という疑問に戻りましょう。細胞の増殖は、1つの細胞が2つに分裂することで行われます。この時、もとになる細胞の23,000個の遺伝子はコピーされ、もう1つの細胞に受け継がれるのですが、一定の確率でエラーが起きる……これが「がん」の原因であるという考えが受け入れられています。つまり、分裂しない細胞では遺伝子にエラーが起こりにくい一方で、盛んに分裂する細胞は一定の確率でエラーが起こり、遺伝子が傷つく危険にさらされているのです Fig.6。これが、増殖能の高い細胞はがん化しやすいことの1つの答えです。

　遺伝子に異常が起こる原因はこれだけではありません。一般的に「がん」の原因と考えられている「喫煙」「放射線」

Fig.5 遺伝子変異と大腸がん

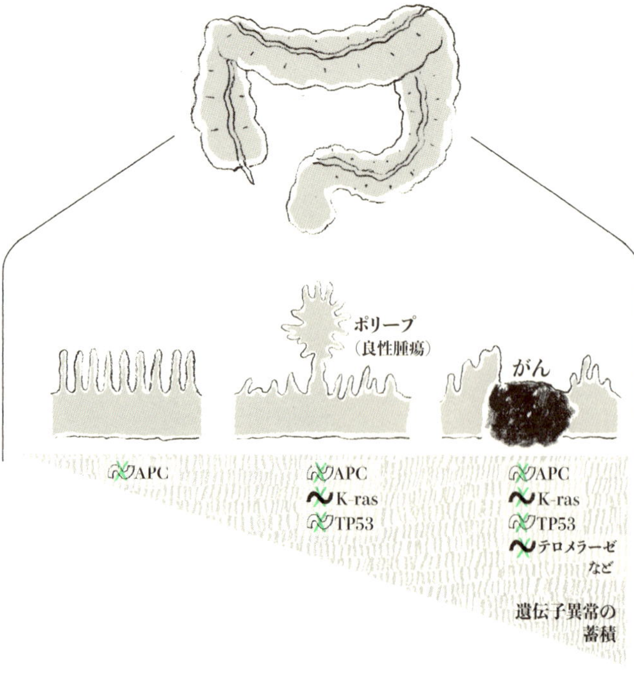

ポリープ
（良性腫瘍）

がん

APC

APC
K-ras
TP53

APC
K-ras
TP53
テロメラーゼ
など

遺伝子異常の
蓄積

「慢性炎症」「ピロリ菌」といった要素と遺伝子変異は、どのように結びつくのでしょうか?

がん化の様々な原因

「喫煙」や非常に強い「放射線」によって、体内では「活性酸素 *3」とよばれる分子が発生します。「活性酸素」は気道や肺胞の上皮細胞、あるいは皮膚の表皮細胞の遺伝子を短時間で傷つけます。傷ついた細胞は取り除かれ、体は障害を受けた部位を再生させるために、残った細胞が盛んに分裂を繰り返すようになります。しかし時々、遺伝子に傷が入ったまま取り除かれずに残る細胞がいます。そのような細胞が健康な細胞と一緒に増殖し、また「喫煙」や「放射線」によって発生した活性酸素で遺伝子が傷つけられ……遺伝子変異が蓄積されることでがん化するのです 𝕱𝕚𝕘.7。

一方、「ピロリ菌」によって発生する胃がんにおいては、2つの異なる発生メカニズムが提唱されています。1つは、ピロ

𝕱𝕚𝕘.6 増殖能の高い細胞はがん化しやすい

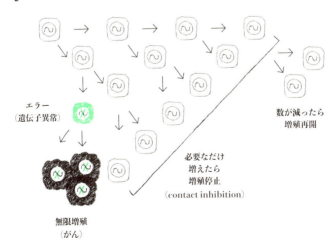

エラー
(遺伝子異常)

数が減ったら
増殖再開

必要なだけ
増えたら
増殖停止
(contact inhibition)

無限増殖
(がん)

リ菌感染によって長期間にわたる慢性活動性胃炎が起こり、上皮（腺窩上皮）の脱落・再生を繰り返すうちに、一定の確立で遺伝子変異が発生・蓄積することで胃がんになる、というメカニズムです。この場合、ピロリ菌感染から胃がんの発症までは10年以上の時間が経過すると考えられています。しかし、感染から比較的短期間で胃がんが発症することも報告されており、その場合にはピロリ菌のもつCagAというタンパク質が胃粘膜の腺窩上皮内に注入され、このCagAががん遺伝子と同じ働きをもつことで、がん細胞が誕生します *Fig.8*。したがって後者の場合は、細胞内ではがん遺伝子の異常が起きていなくても、がん抑制遺伝子の異常があればがん化が成立することになり、ピロリ菌非保菌者に比べて保菌者はがん化のリスクが高くなります。

　同じ感染症でも「ウイルス」による発がんはまた少しその機序が異なっています。白血病の1つである成人T細胞性白血病の発症原因はHTLV-1というRNAウイルスです。このタイプのウイルスは、ヒトに感染するとTリンパ球という白血球内

*3 活性酸素
私たちが呼吸して取り込んだ酸素が、より強力な酸化力をもった分子に変化したものです。菌を殺す消毒液として有名なオキシドールの有効成分が活性酸素なことからも、細胞にとって害があるとおわかりいただけるでしょう。

Fig.7 活性酸素による発がん

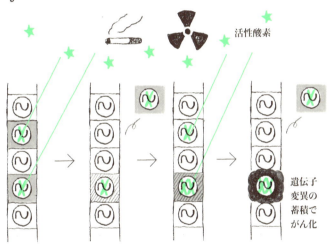

活性酸素

遺伝子
変異の
蓄積で
がん化

Fig.8 ピロリ菌による発がん

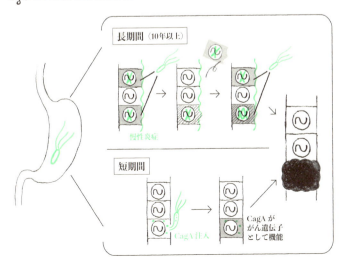

長期間（10年以上）

慢性炎症

短期間

CagA注入

CagAが
がん遺伝子
として機能

に侵入し、ウイルスの遺伝子がTリンパ球の遺伝子の中に組み込まれ、あたかもTリンパ球が元々もっていた遺伝子であるかのように機能します。そしてこのウイルス由来の遺伝子は、がん抑制遺伝子の機能を抑えるような働きをすることで、がん化を引き起こし、成人T細胞性白血病を発症させるのです*Fig.9*。

　このようにがんは、様々な原因によって遺伝子の異常が積み重なって発症する「遺伝子病」なのです。私たちの寿命が伸びてがんが増えたのは、遺伝子変異の危険にさらされる時間がそれだけ長くなったからだと考えられます。

Fig.9 **HTLV-I による発がん**

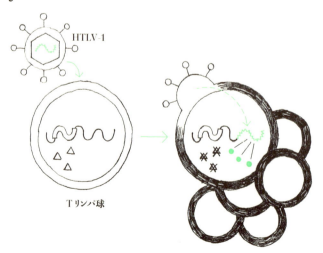

この章のまとめ

◉「がん」は複数の遺伝子が
　傷ついて生じる遺伝子の病気

◉「がん化」には
　「がん遺伝子（アクセル）」と
　「がん抑制遺伝子（ブレーキ）」の
　両方の故障が必要

◉ 遺伝子に傷がつく原因は
　加齢・喫煙・感染など様々

がん対策基本法

　2006年、国会で「がん対策基本法」が成立し、「がんの予防及び早期発見の推進」「がん医療の均てん化」さらに「がん研究の推進」を行うために、厚生労働省に「がん対策推進協議会」が設置されました。この法律に基づいて2007年に策定された「がん対策推進基本計画」においては、10年間の目標として放射線療法、化学療法の推進や緩和ケアの充実、がん登録の推進が謳われていますが、まだ遺伝子レベルの診断や個別化治療という概念は登場していませんでした。

　しかし、2017年9月現在、計画案作成中である第3期がん対策推進基本計画においては、「がん医療の

充実」の1番目の項目として、がん細胞の全遺伝子情報、すなわちがんゲノムに基づいた「がんゲノム医療」が登場しています。このなかでは、"がん拠点病院などにおいて、がんゲノム医療を実現するためには、次世代シークエンサーを用いたゲノム解析の品質や精度を確保するための基準の策定、解析結果の解釈や必要な情報を適切に患者に伝える体制の整備を進めていく必要がある"と明記されています。これらは、まさに本書の中で述べることそのものであり、国としても、こうした遺伝子検査をもとに、がん精密医療を行うための体制整備を本腰を入れて実施することが明文化されようとしているのです。

第2章
遺伝するがん、しないがん

筆者が担当している「がん遺伝子外来」では、受診される患者さんから、よく以下のような言葉を聞きます。

"うちは親も「がん」だし、親戚にも「がん」の人がいるから、間違いなく「がん家系」。遺伝してるんですよ…"
"「がん」は遺伝する、と聞いているので、息子にも自分の胃がんが遺伝するんじゃないか、と心配なのですが…"

家系内にがんの患者さんが何名かいるので「がん家系」という言い方は、間違ってはいません。では、家系にがんの患者さんが複数いれば、これはすなわち「がんが遺伝する（子どもに受け継がれる）」ということを意味するのでしょうか? 第1章に書きましたが、現代では3人に1人はがんに罹患しますので、3人家族ならそのうち1人、全部で12人の家系図があれば、そのなかに4人のがんの方がいるのは数値的に不思議ではなく、遺伝の確たる証拠にはなりません。でも、親もがん、自分もがんなら、やはり遺伝しているのではないか? と考えて

しまうのも当然のことです。この章では「がんの遺伝」という
ことについて、少し考えてみましょう。

「遺伝するがん」とは

　実際、がんには、遺伝するものと、遺伝しないものがありま
す。遺伝するがんの代表は、遺伝性乳がん・卵巣がん症
候群（HBOC：hereditary breast and ovarian cancer syndrome）
です。米国の女優アンジェリーナ・ジョリーさんがこの疾患
で、まだ乳がんを発症していない段階で予防的乳腺切除術
を受けたニュースを覚えていらっしゃる方も多いかと思います。
この病気は「BRCA1」あるいは「BRCA2」というがん抑制
遺伝子に生まれつき異常をもっているために、50歳までに80%
の確率で乳がん、50%の確率で卵巣がんを発症する、という
ものです。BRCA1やBRCA2の遺伝子からつくられるタンパク
質は第1章で説明した「遺伝子の傷」を修復する役割をもっ
ているので、これらに変異があると遺伝子の修復がうまくいか

ず、他のがん関連遺伝子の異常が蓄積しやすくなるために、若年で発がんします。家族性大腸ポリポーシスという、10代から大腸に良性腫瘍である腺腫（ポリープ）が多発し、20代でその腺腫ががん化する病気もあります。これは「APC」というがん抑制遺伝子に生まれつき異常をもっているため、細胞の増殖制御がうまくいかなくなることで、腫瘍の発生、がん化が起こる病気です。他にも、同様に生まれつき遺伝子に異常をもっていることでがんを発症する「遺伝性」の病気は多数知られており Fig.10、発症前に遺伝子を調べることで発症のリスクを正確に把握して、予防と同時に早期発見、早期治療を行うことが重要です。

同じ遺伝子が原因でも、遺伝するがんとしないがんがある

　ところで、先ほどのAPC遺伝子は、遺伝性ではない大腸がんにおいても30〜40％の確率で遺伝子変異が見つかりますし、BRCA1やBRCA2の遺伝子は、遺伝性ではない乳がんや

Fig.10 **遺伝するがんとその原因となる遺伝子名の一覧**

疾患名	遺伝子名
遺伝性乳がん・卵巣がん症候群（HBOC）	BRCA1/2
リ・フラウメニ症候群	TP53
PTEN過誤腫症候群（Cowden病）	PTEN
リンチ症候群	MLH1/MSH2/MSH6/PMS2
家族性大腸ポリポーシス	APC
多発性内分泌腫瘍症1型	MEN1
多発性内分泌腫瘍症2型、家族性甲状腺髄様がん	RET
MYH-関連ポリポーシス	MUTYH
Peutz-Jeghers症候群	STK11
フォン・ヒッペル・リンドウ病	VHL
遺伝性パラガングリオーマ、褐色細胞腫症候群	SDHB
結節性硬化症	TSC1/TSC2
WT1-関連Wilms腫瘍	WT1
神経線維腫症2型	NF2
網膜芽細胞腫	RB1
遺伝性平滑筋腫および腎細胞がん症候群	FH

卵巣がんにおいても十数%の確率で異常が見つかっています。では、同じ遺伝子変異でも、遺伝する場合としない場合では、どのような違いがあるのでしょうか? これを理解するには、遺伝子の構造と機能を考える必要があります。

　通常、細胞内の遺伝子は必ず2本あり、1本は父方（精子）由来、1本は母方（卵子）由来です Fig.11。なので、遺伝子の修復に関係するような遺伝子、特にがん抑制遺伝子について、片方の遺伝子に変異が起こっても、もう片方が正常であればがん化しません。ところが精子や卵子に変異が生じると、その精子や卵子が受精して生まれてきた人には、生まれつき全身の細胞で片方の遺伝子に異常（生殖細胞系列遺伝子変異）*4 があり、正常な遺伝子は1本しか機能しません。すなわちスペアの遺伝子がない状態となっているので、1本しかない正常な遺伝子に異常が起こるだけで、容易にがん化してしまうのです Fig.12。生後、がん化までに変異（体細胞遺伝子変異）が2回必要か、1回で十分か。前者が「孤発性がん」、後者が「遺伝性（家族性）がん」の正体です。

*4　生殖細胞系列遺伝子変異
遺伝子の変異は、生殖細胞（精子や卵子）にあるものを「生殖細胞系列遺伝子変異」、生殖細胞以外の細胞（体細胞）にだけあるものを「体細胞遺伝子変異」と呼んで区別します。生殖細胞系列遺伝子変異は子どもに受け継がれますが、体細胞遺伝子変異は子どもには受け継がれません。

Fig.11 ヒトは同じ遺伝子を2本もっている

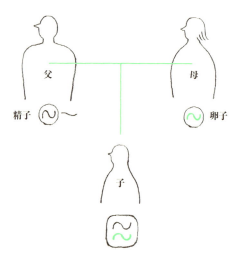

Fig.12 体細胞遺伝子変異・生殖細胞系列遺伝子変異とがん

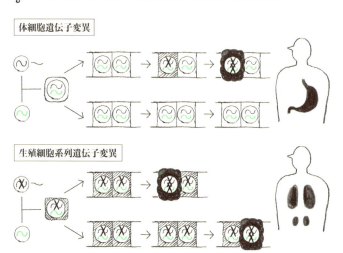

遺伝性のがんは若年で、多臓器に発症しやすい

　近年、原因遺伝子が明らかとなった遺伝性のがんに、遺伝性平滑筋腫および腎細胞がん症候群（HLRCC：hereditary leiomyoma and renal cell carcinoma syndrome）という病気があります。この病気は、片方の「FH」という遺伝子に生まれつき異常があることで、40歳以下で腎細胞がんを発症する、というものです。筆者のいた北海道大学病院では、これまでに2名のHLRCCの患者さんと出会いました。そのうち1名の遺伝子変異のパターンを示します *Fig.13*。白血球の遺伝子を調べてみたところ、片方のFH遺伝子にフレームシフト*5という異常が起きており、全身の細胞にこの異常が存在することが判明しました（生殖細胞系列遺伝子変異）。しかし、腎細胞がんの組織を調べてみると、がん細胞においてのみ、もう片方の正常なFH遺伝子が失われて（欠失して）*6おり、異常をもったFH遺伝子しか存在していないことがわかったのです（体細胞遺伝子変異）。つまり、生まれつき片方のFH遺伝子に異常

*5　**フレームシフト（frame shift）**
アデニン（Aと1文字で表記）、チミン（T）、グアニン（G）、シトシン（C）から構成されるゲノムDNAの塩基は3つで1つの単位となり、タンパク質のアミノ酸に変換されます。ゲノムDNAの1塩基が抜ける、または加わることで、アミノ酸への変換がおかしくなり、正常なタンパク質ができなくなる異常をフレームシフトと呼びます。

*6　**欠失**
正常なゲノムDNAでは、1つの遺伝子について父親由来と母親由来の2本をもっていますが、片方の遺伝子が欠失してしまい、父親または母親のいずれかの遺伝子しかない状態をヘテロ接合性欠失（ＬＯＨ：Loss of Heterozygosity）、両方の遺伝子が失われた状態をホモ欠失と呼びます。

があったが、もう片方の正常なFH遺伝子が機能していたので30歳過ぎまで腎細胞がんを発症しなかったところ、何かのきっかけで正常なFH遺伝子が欠失してしまったことで、腎細胞がんを発症してしまったのです。

　この患者さんのように、多くの「遺伝性がん」の方は、生まれつき生殖細胞系列遺伝子変異をもっていても、30歳くらいまでは正常な遺伝子が機能しているために発症しません。しかし30歳～40歳くらいで体細胞遺伝子変異によってもう片方の正常な遺伝子の機能が失われると、「がん」を発症します。いわゆる「がん年齢」とされる60歳以降と比較すると、かなり若年で発症するのが「遺伝性がん」の1つの特徴なのです。

　もう1つ大切なことに、こうした生まれつきの遺伝子変異というのは、原則として全身のすべての細胞にあるため、例えばHBOCでは乳がんだけでなく、卵巣がんの発症リスクも高くなります。

Fig.13 家族性平滑筋腫・腎細胞がん症候群(HLRCC)の一例

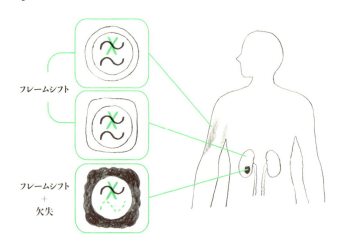

遺伝子検査ではわからないことも沢山ある

　このような「がん」の原因となる遺伝子変異を調べるのが「遺伝子検査」です。ただ第1章で書いたように、「がん」が発生するためには1つの遺伝子変異だけではなく、複数の遺伝子の異常が起こる必要があり、また喫煙などの環境的要因も関与してくるため、生まれつきもっている遺伝子の異常だけではすべてを説明できないのが現状です。例えばHBOCでは卵巣がんよりも乳がんの方が発症リスクが高いのですが、それはなぜなのか? APC遺伝子の異常は多くのがん種で見つかるのに、なぜ家族性大腸ポリポーシスの患者さんは大腸がんの発症リスクが高いのか? など、まだ解明されていないことは多く、さらなる研究が必要です。

　したがって、がん遺伝子検査を受けることの一番の意義は、自分の病気を遺伝子レベルで把握して、遺伝性の有無についてわかること、まだわからないことを整理し、余計な不安をもたず、正確な情報に基づいて日常生活を送ることで、予防

や早期発見をすることにあります。こうした遺伝子と病気の関連性については「遺伝カウンセリング」を受けることで正確に理解することができます。遺伝カウンセリングでは、本人と家族の病気の履歴 *7が聴取され、一般的な遺伝子と病気の関連性についての説明に加えて、当事者自身の病気の遺伝の可能性について教えてもらうことができます。また、必要に応じて遺伝子検査を受けることができ、もし「遺伝性がん」の遺伝子変異が判明した場合には、適切な日常生活や健康診断の受診についての説明を受けられます。また、こうした遺伝カウンセリングは、病気の本人だけではなく、関係する家系内のご家族も一緒に受診して情報を共有することで、不必要な心配をしたり、不要な遺伝子検査を受けたりせずに済みます。

　遺伝カウンセリングは、臨床遺伝専門医 *8あるいは認定遺伝カウンセラー *9のいる病院で受診することができますが、現在は自費診療として実施されているために、1回につき1万円程度の受診料がかかります。

*9 認定遺伝
　　カウンセラー
日本遺伝カウンセリング学会と日本人類遺伝学会の2学会による認定資格で、臨床遺伝専門医と連携し、遺伝に関する問題に悩むクライエントを援助するとともに、その権利を守る専門家。

*8 臨床遺伝専門医
日本遺伝カウンセリング学会と日本人類遺伝学会が認定する、遺伝性疾患の患者・家族のニーズに応じて臨床遺伝医療と情報を提供する専門医。

*7 家族歴
家族の病気の履歴を家族歴と呼び、とても有用な臨床情報となります。

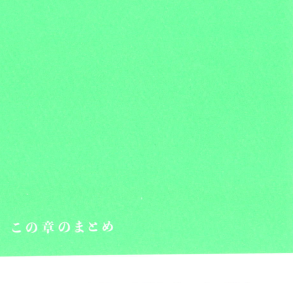

この章のまとめ

◉ 遺伝子の変異が生殖細胞にある場合に
　「がん」は遺伝する（遺伝性がん）

◉ 遺伝性がんは若年で多臓器に発症しやすい

◉ 病気の遺伝性については
　遺伝カウンセリングで知ることができる

リンパルザ（Olaparib）の
承認と遺伝性腫瘍症候群への対応

　分子標的薬 ☛ 第3章参照 の1つであるPARP阻害剤リ
ンパルザ（Olaparib）は、少し変わったメカニズムによ
って「がん」を攻撃する薬剤として開発されました。
通常、細胞はDNAに傷がつくと「PARP」および
「BRCA」というタンパク質がその傷を修復することで、
細胞死（アポトーシス）を逃れることができます。通常
は、その片方のタンパク質が機能しなくても、もう片方
のタンパク質がその機能を補うことができます。しか
し、BRCA1/2遺伝子変異陽性の乳がんおよび卵巣が
んの患者においてはBRCAが機能しない状態となって
いるために、さらにPARPの機能を薬剤で阻害すると、
DNA修復が完全にできなくなります。その結果、がん
細胞では細胞死（アポトーシス）が誘導され、抗腫瘍
効果が発揮されることが報告されました。こうした結果
をもとに、米国FDAは2014年に卵巣がん、2017年に
乳がんに対する治療薬としてリンパルザを承認しまし
た。日本においては2017年7月末に卵巣がんに対して

承認申請が提出されています。

　しかし、この薬剤の承認に対しては1つの大きな臨床的な問題点が指摘されています。それは、薬剤の適応の条件が"BRCA1/2遺伝子変異が生殖細胞系列変異であること"となっていることなのです。つまり、本章で説明した「遺伝性乳がん・卵巣がん症候群（HBOC）」の患者が対象の薬剤として申請されました。このような遺伝性腫瘍症候群に対する薬剤の申請は国内初であり、リンパルザが使えるかどうかを確認するためには、否が応でも自分の乳がん、卵巣がんが遺伝性かどうかを調べなければならないわけです。そうすると、必然的に患者自身だけでなく、子孫や兄弟などの血縁者に対しても将来的な「がん」の発症リスクに関する情報を与えることになるため、遺伝カウンセリング体制の構築が急務の課題となっています。

　ところが、乳がん、卵巣がんの総患者数はそれぞれ約20万人、約2.6万人（2014年10月時点）と報告されている一方で、認定遺伝カウンセラーは全国に約200人（2017年3月時点）しかおらず、遺伝子検査の実施体制もさることながら、遺伝カウンセリングの体制も明らかに不十分なのです。もし、全国の乳がん、卵巣がんの患者さんが遺伝子検査に殺到したら……病院は大混乱に陥るでしょう。はたして厚生労働省がリンパルザの承認に際して、どのような検査・カウンセリング体制を指示するのか注目されています。

第3章
遺伝子の異常と
がん治療薬

古来、「がん」の治療は外科的切除が主流でした。つまり"「がん」は余計なできものなので、切り取ってしまえばよい"という考え方です。中世の時代では、当時、外科医の役目を果たしていた床屋さんが、体の表面から見えるところにできた「がん」を切除していたようです。もちろん、現代においても外科的切除はがん治療の基本であり、根治的治療法として重要です。しかし、「がん」の部位や大きさによって完全切除ができない場合や、遠隔転移が認められるような場合、あるいは、外科的切除後の再発予防のために、補助的な治療として抗がん剤を使った治療（化学療法）の開発が進んできました。

抗がん剤と副作用

　従来の抗がん剤は、第1章で解説した"がん細胞の増殖能が高い性質"を利用し、分裂する細胞を標的にして殺す薬剤（殺細胞性抗がん剤）が主流でした。

　しかし、正常な組織でも盛んに分裂している細胞があり、例えば皮膚や胃腸の粘膜上皮、骨髄の造血細胞、毛根細胞も増殖能が高いため、従来の殺細胞性抗がん剤ではこれらの正常細胞も高度のダメージを受けてしまい、患者さんは嘔吐や白血球減少、脱毛などの重度の副作用に悩まされることになります。

　こうしたがん化学療法に対する考え方は「分子標的治療薬」という種類の薬剤の登場により、大きく変わってきています。分子標的治療薬とは、特定の異常な遺伝子からつくられる機能が変化したタンパク質を直接標的とした薬剤です。従来の抗がん剤が敵と味方を区別できない無差別攻撃だとすれば、分子標的治療薬は、敵だけを正確に狙い撃ちするピンポイント攻撃に相当します Fig.14。したがって、標的以外の細胞に対する副作用が少なく、高い治療効果が期待できます。分子標的治療薬は、精密医療の根幹をなすものです。

Fig.14 従来の抗がん剤と分子標的治療薬

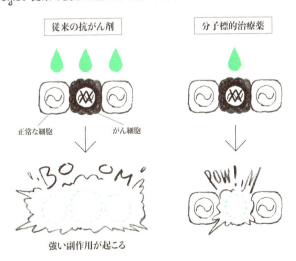

分子標的治療薬

　実は、こうした分子標的治療薬はすでに10年ほど前からがん治療で使用されてきました。その代表は「HER2」というタンパク質を標的としたハーセプチン（Trastuzumab）*10という薬剤です。乳がんにおいては「ERBB2」という遺伝子の増幅によって、ERBB2遺伝子からつくられるHER2受容体*11が細胞膜上に過剰に出現することが知られており、このHER2受容体によって乳がん細胞が増殖します。そこで、この受容体に結合して増殖シグナル*12の発生を抑える抗体薬*13としてハーセプチンがつくられました Fig.15。また、一部の肺がんにおいては「ERBB1」という遺伝子に異常が起こることで、ERBB1遺伝子からつくられるEGFR受容体の機能が変化します。HER2受容体は「数の変化」によって細胞の無限増殖を引き起こしましたが、EGFR受容体は機能が異常に高まる「質の変化」で細胞をがん化するわけです。この機能異常を起こしたEGFR受容体のシグナルの発生を特異的に抑える分子

*10 **商品名と一般名**
薬には商品として売られる時の名前（商品名）と物質としての名前（一般名）があります。本書では商品名（一般名）の形で表記しています。

*11 **遺伝子名とタンパク質名**
本章で紹介したERBB1とEGFR、ERBB2とHER2のように、遺伝子の名前とそこからつくられるタンパク質の名前が異なる場合もあります（同じこともあります）。なお、HER2がERBB2遺伝子からつくられることを「HER2はERBB2にコードされる」という言い方をよくします。

標的治療薬としてイレッサ（Gefitinib）やタルセバ（Erbitux）
といった薬剤が登場し、その遺伝子変異をもつ肺がんの患者
さんの特効薬となっています 𝔉ig.16。

　このイレッサが登場したときは、実は標的となる遺伝子変異
は最初は正確に捉えられておらず、"EGFR受容体が発現し
ているがん"であれば、すべて有効だと考えられていました。
その結果、薬剤が承認されて投薬が開始された後すぐに行
われた症例の追跡調査では"他の抗がん剤に対して有効性
は高くなく、むしろ、有害事象（副作用）による死亡率が高く
なる"として、米国では一度承認が取り消される事態となりま
した。しかし、臨床現場でこのイレッサを投与していた日本の

𝔉ig.15 HER2受容体を標的にした分子標的治療薬

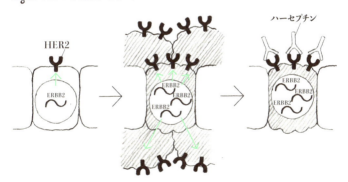

𝔉ig.16 EGFR受容体を標的にした分子標的治療薬

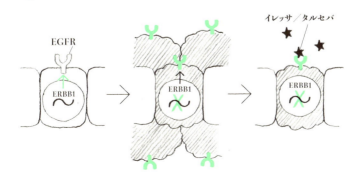

医師の多くは、本当に劇的に効果のある患者と、そうではない患者がはっきりと分かれることに気づき、疫学的に調査を行ったところ"中高年の女性で非喫煙者の肺腺がん患者"で有効性が高いことが判明したのです。さらに、英国からの研究報告で、イレッサが標的とするEGFR受容体のアミノ酸変異*14と、それを引き起こすERBB1遺伝子変異が判明しました。この結果をもとに、イレッサが標的とする変異をもった患者群を対象にした世界的な治験*15が実施された結果、イレッサはEGFR受容体に特定の変異を有する肺がんに対して再度承認され、復活を果たしたのです。

分子標的治療薬の標的は後で見つかることがある

このように、分子標的治療薬は、実は最初から「がん」の特定の遺伝子変異にあわせてつくられてきたわけではなく、実際の治療開始後にその適応*16が判明したケースが少なくありません。例えば前出のHER2受容体の過剰発現は当初は乳

*13 抗体薬
ハーセプチン (Trastuzumab) のように一般名の最後が〜mabで終わる分子標的治療薬は、錠剤ではなく点滴で投与されます。錠剤の有効成分が安定な化合物であるのに対し、ハーセプチンのような薬は生物がつくる「抗体」そのものを使用する「抗体薬」、いわば「なまもの」なため、より体の中に近い状態で取り扱う必要があるからです。

*12 細胞増殖シグナル
HER2受容体のように「がん」で過剰発現するタンパク質は、細胞の外から何らかの刺激を受け取って、細胞内に"分裂しろ"という命令＝増殖シグナルを出すものが多くなっています。

がんだけに起こる現象だと考えられてきました。しかし、その後、胃がんの一部でもHER2受容体過剰発現が認められ、臨床試験が行われた結果、そうしたHER2受容体陽性の胃がんにおいてもハーセプチン治療が有効であることが判明しました。さらに最近では、肺がんや膀胱がんなどの尿路上皮がんにおいてもHER2受容体の過剰発現や遺伝子変異が報告され、そうした症例ではハーセプチンが有効であることが示されています Fig.17。したがって、今後は遺伝子変異に基づく臨床試験が行われることによって、これまで適応がとられていなかったがん種に対しても、様々な分子標的治療薬が使われる可能性が増えてくると予想されています ☞ 第5章参照。

新しい種類の治療「免疫チェックポイント阻害剤」

　分子標的治療薬の世界では、さらに新しいコンセプトの「免疫チェックポイント阻害剤」が、いま話題になっています。

　著者が医学部に入学した1999年当時、「がんと免疫」は

*14 アミノ酸変異 (I)
遺伝子の変異は、前述のフレームシフト（途中から設計図がグチャグチャ）や欠失（設計図が失われる）の他に、文字の書き間違えが起こることがあります。そうすると、タンパク質の量や形は大きく損なわれないまま、できてくるタンパク質のアミノ酸に変異が生じて，機能が高まったり弱まったりするのです。

*15 治験
開発中の薬の有効性を評価する臨床試験のこと。健常人を対象に安全性や用量限界を検討するPhase I、少数の患者を対象に用法・用量を検討するPhase II、大規模に有効性を検証するPhase IIIの3段階に大きく分けられます。

1つのキーワードであり、自分の免疫力によって「がん」を治療する、いわゆる免疫療法の考え方が徐々に市民権をえはじめた頃でした。この当時の「がん免疫療法」の主流は、がん組織に入り込んで攻撃しているTリンパ球（TIL：Tumor Infiltrating Lymphocyte）を取り出し、増やして体に戻すことで「がん」を攻撃する、TIL療法という開発途上のものでした。しかし、がん細胞がある程度以上の大きさになった場合、それを攻撃して駆逐できるTリンパ球の数を計算すると、とても人工的に増やした細胞数では足りないことがわかり、こうした治療が正規のがん治療として採択されることはありませんでした。

　こうして一時期「がん免疫療法」は廃れたか……と思われたのですが、近年まったく別な考え方に基づく「がん免疫療法」が登場し、「がん免疫」の世界が一気に活性化されたのです。その立役者こそが、抗PD-1抗体のオプジーボ（Nivolumab）や抗PD-L1抗体のキイトルーダ（Pembrolizumab）です。いずれの薬剤も、がん細胞は本来TILによって攻撃を

*16 適応
薬が国の認可を受け保険適用となる際、薬を投与する対象は「適応」として明確に規定され、それ以外の用途での使用は自費診療になります。

*17 免疫チェックポイント分子と免疫逃避
免疫チェックポイント分子は、本来であれば過剰な免疫反応から体を守るものです。がん細胞はこの仕組みをハイジャックし、免疫細胞のパトロールから逃れます（免疫逃避）。Tリンパ球がもつ免疫チェックポイント分子PD-1の発見と機能解析は、京都大学の本庶 佑先生らの功績であり、純国産の研究成果に基づく創薬の結果なのです。

受けるところ、PD-1およびPD-LIを介する免疫抑制シグナル（免疫チェックポイント分子）*17を使ってその攻撃を逃れているので、そこを抗体でブロックする、という同じ原理に基づいて開発されたものです Fig.18。

　これらの薬剤はまず皮膚がんの一種である悪性黒色腫（メラノーマ）で承認されましたが、続いて肺がんで承認され、一気に注目を浴びました。さらに複数のがん種での臨床試験のデータが発表され、おそらくこの1〜2年以内に、多くの「がん」の治療に適応されることになるでしょう。なかには本当に劇的な治療効果を示し、多発転移していた「がん」が完全

Fig.17 乳がんに適応のハーセプチンは他臓器がんにも効く

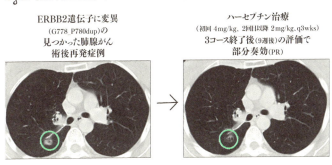

ERBB2遺伝子に変異
(G778_P780dup)の
見つかった肺腺がん
術後再発症例

ハーセプチン治療
（初回 4mg/kg、2回目以降 2mg/kg、q3wks）
3コース終了後（9週後）の評価で
部分奏効(PR)

Fig.18 免疫チェックポイント阻害剤

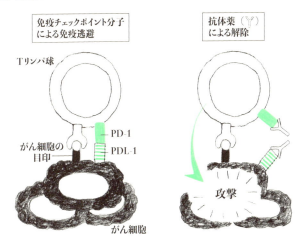

免疫チェックポイント分子
による免疫逃避

抗体薬（）
による解除

Tリンパ球

PD-1
PDL-1

がん細胞の
目印

攻撃

がん細胞

に消失してしまう症例も見られ、その劇的な効果に大きな期待が寄せられています。

　しかし、薬剤費が大変高額で、かつ、効果を予測するバイオマーカー*18がまだ明確ではないことが問題とされ、さらなるデータの収集が必要であり、遺伝子レベルで治療効果を判断するための研究が求められています。2016年には京都大学のグループが、PD-L1遺伝子変異とオプジーボの有効性に関する論文を公表し、免疫チェックポイント阻害剤の有効性も遺伝子検査で判断できる可能性が示されました。また、第5章で詳細を述べますが、遺伝子全体の変異数を調べることでも、こうした免疫チェックポイント阻害剤の有効性の判断ができると考えられています。今後さらにデータの収集が進むと、自己の免疫を利用したがん治療が、近年注目を浴びているCAR-T（Chimeric Antigen Receptor –T-cell）*19と共に、がん個別化治療の中心になっていくかもしれません。

*18 バイオマーカー

病気の存在や状態を、その病変部位を直接見ずに計ることができる指標を「バイオマーカー」とよびます。

*19 CAR-T
　（Chimeric Antigen Receptor
　–T-cell）

Tリンパ球ががん細胞を攻撃するには、がん細胞だけがもつタンパク質などを目印として記憶しなければいけません。そこで、一度Tリンパ球を体外に取り出し、人為的にがん細胞の目印を勉強させてから（腫瘍抗原を認識するキメラ受容体を遺伝子導入）体内に戻すことで、高効率にがん免疫応答を誘導するのが「CAR-T療法」です。

ドライバー遺伝子変異のパターンで「がん」が分類できる

　第1章で「がん化」は複数の遺伝子変異で起こる、と説明しました。逆に言うと、「がん」で見つかる遺伝子変異はすべて「がん化」の原因、すなわち治療標的になるのでしょうか? 現在では、「がん」の発生や進展に寄与している遺伝子変異を「ドライバー遺伝子変異」と呼び、それ以外の遺伝子異常を「パッセンジャー遺伝子変異」と呼んで区別しています。これは「がん」を暴走車に例えた時の、運転手(ドライバー)と同乗者(パッセンジャー)を意味しています。つまり、暴走車を止めるには、同乗者ではなく運転手を引きずり下ろす必要があるわけなので、運転手が誰なのか、どんな性格なのか、を突き止める必要があるということです。そうすると、車の種類(発症臓器)を判別するだけでは対処法として不十分だと考えられ、運転手(ドライバー遺伝子変異)の同定が必要です Fig.19。

　この考え方に従えば、そもそも「がん」の分類自体につい

Fig.19 ドライバー遺伝子変異とパッセンジャー遺伝子変異

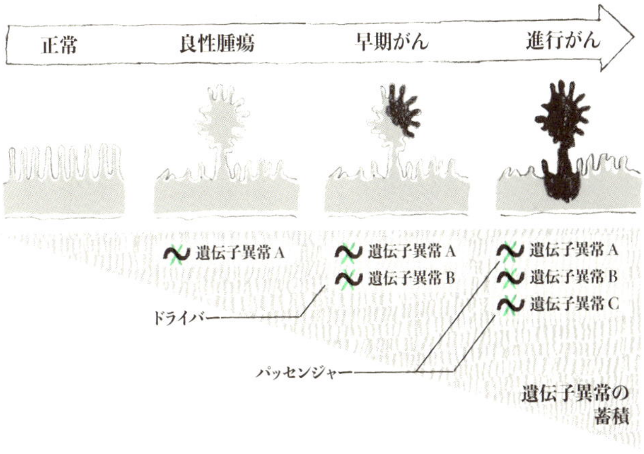

ても概念が変わってくる可能性があります。現在「がん」は、発症臓器（胃、肺など）と、組織型（腺がん、扁平上皮がんなど）によって大きく分類されています。例えば肺がんは、腺がん、扁平上皮がん、小細胞がん、大細胞がんという4つのがん種に分類されますが、胃がん、大腸がんでは、ほとんどすべてが腺がんです。同じ腺がんでも、肺と胃に発症する腺がんでは、その組織学的な見え方やタンパク質の発現パターンなどが異なっており、細胞生物学的には異なる性格をもっていると考えられ、適応となっている治療薬も違います。こうした違いが実は遺伝子変異のパターンによって決まっているとしたら？ さらに治療薬もその遺伝子変異によって使い分けがなされるとしたら？ そもそも臓器や組織型で分類するのではなく、遺伝子変異のパターンによって分類した方が現状に即しているのではないでしょうか。

　実際、例えば肺がんにおいては、すでにそうした考え方によってドライバー遺伝子変異の種類で「EGFRがん」「ALKがん」「RETがん」というように分類され、治療薬が選ばれ

Fig.20 ドライバー遺伝子の変異に基づく　肺がんの分子標的治療薬選択

日本人肺がん患者における変異率

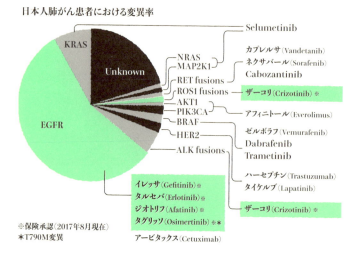

るようになっています Fig.20。現在、そのような分類がなされて
いない消化器に発生する腺がんも、おそらく近い将来にはド
ライバー遺伝子変異別の分類に変わり、治療法もその遺伝子
変異によって選ばれていくことになるでしょう Fig.21。そうすると
「がん」の治療を行うに際しては、本書の主題である「遺伝
子検査」が必要になります。次章では「がんの遺伝子検査」
について詳しく述べたいと思います。

Fig.21 消化器がんの治療も臓器別から遺伝子変異別へ

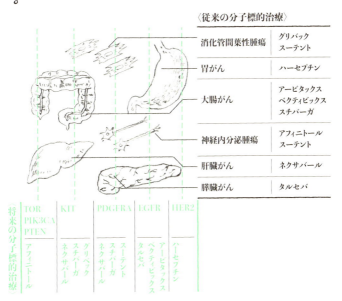

〈従来の分子標的治療〉

	従来の分子標的治療
消化管間葉性腫瘍	グリベック スーテント
胃がん	ハーセプチン
大腸がん	アービタックス ベクティビックス スチバーガ
神経内分泌腫瘍	アフィニトール スーテント
肝臓がん	ネクサバール
膵臓がん	タルセバ

将来の分子標的治療

mTOR PIK3CA PTEN	KIT	PDGFRA	EGFR	HER2
アフィニトール	スーテント グリベック スチバーガ ネクサバール	スーテント スチバーガ ネクサバール タルセバ	アービタックス ベクティビックス タルセバ	ハーセプチン

◉ 特定の遺伝子変異を
狙い撃ちする分子標的治療薬が
使われるようになっている

◉ 免疫チェックポイント阻害剤も
遺伝子検査で有効性が判断できる
可能性がある

◉「がん」の分類は
ドライバー遺伝子変異別に
変わってきている

第3章
遺伝子の異常とがん治療薬

リバーストランスレーショナルリサーチ

　「トランスレーショナルリサーチ（TR：橋渡し研究）」という言葉は、1993年ころからアメリカで使われ始め「研究室で得られた知見を、ベッドサイドの診断・治療へと発展させるための研究」と定義づけられました。つまり、培養細胞やマウスの実験で得られた成果を、いち早く、ヒトの治療に応用させるための橋渡しをする研究、ということです。

　日本においても、2003年ころから本格的にTRの重要性が叫ばれるようになり、文部科学省を中心として「橋渡し研究」を支援、推進するプロジェクトが複数実施されました。その結果、数多くの研究シーズが先進的な医療として臨床応用されるようになってきたのですが、今度は実際にヒトの診断・治療にそうした新しい技術が適応された結果、想定通りの結果が得られない、あるいは、様々な疑問点が見つかってくるようになりました。そこで今度は、そうした診療現場で発生

した問題点を研究室にもち帰って解決策を探る、逆方向の橋渡し研究が必要になってきたのです。これを「リバーストランスレーショナルリサーチ（rTR）」と呼びます。例えば、がん細胞の増殖に大きくかかわるEGFRの機能を培養細胞やマウスで解析するところから、EGFR阻害剤であるアービタックス（Cetuximab）やイレッサが開発され、大腸がんや肺がんに対する分子標的治療薬として臨床で使われるようになるまでの研究は、TRの成果の1つです。しかし、イレッサで治療をしている肺がん患者さんの多くは、がん細胞が薬剤耐性を獲得することで1〜2年の間に再発してしまいます。薬が効かなくなった患者さんから得られたがん細胞を再び研究室にもち帰って調べた結果、EGFR遺伝子にT790Mという新たな遺伝子変異が発生していることが見出され、この変異をもつEGFRを特異的に攻撃できるタグリッソ（Osimertinib）という薬剤が開発されました。これはrTRの果実なのです。このように、医学の進歩は、研究室と病院が常に連携し、情報を共有しながら発展していかなければなりません。科学が進歩するにつれて研究や臨床が細分化しているわけですが、こうした専門家をつなぐ、橋渡し役の研究者にも注目が集まっています。

リンチ症候群と
免疫チェックポイント阻害剤

　遺伝性腫瘍症候群の1つであるリンチ症候群は、DNA修復にかかわる遺伝子（ミスマッチリペア因子）であるMLH1/MSH2/MSH6/PMS2のいずれかに生殖細胞系列遺伝子変異が存在することで、大腸がんをはじめとして、子宮内膜、卵巣、胃、小腸、胆道、尿路系の「がん」の発症リスクが高まる疾患です。リンチ症候群の診断には、遺伝子パネル検査などによってこれらの遺伝子を直接調べるのが最も効率が良いわけですが、日本では保険適用外の検査となるため、その補助的な検査として保険診療で実施可能なマイクロサテライト不安定性 ➡第5章参照 検査が代用されています。この検査によって、リンチ症候群の80〜90%は診断が可能とされている一方で、リンチ症候群以外の大腸がん患者の10〜20%にもマイクロサテライト不安定性が認められると言われています。

　免疫チェックポイント阻害剤がリンチ症候群の患者に

おいて有効性が高い可能性がある、ということが2015年に報告されたことで、にわかにマイクロサテライト不安定性の検査が注目を浴びるようになってきました。しかし、それはつまり、薬剤有効性の指標であるのと同時に、リンチ症候群という遺伝性疾患を明らかにしうる検査でもあり、遺伝学上の大きな問題点を抱えています。リンパルザ ☛コラム2 の場合と同じように、免疫チェックポイント阻害剤を使いたいと思って検査を受けると、同時に自分だけではなく、子孫や兄弟の一生の問題にかかわる重大な事実が判明するかもしれないのです。

　さらに問題なことにマイクロサテライト不安定性検査は、あくまで代用検査であり、生殖細胞系列変異を正確に判断することはできません。したがって、今後はこうした遺伝性腫瘍症候群に対する治療薬の選定においては、第5章で紹介する「プレシジョン検査」のように、正確に生殖細胞系列変異を判定できる遺伝子検査を受けることが必須となってくるでしょう。同時に、そうした患者に対する医療体制の充実と人材育成が急務の課題となっています。

第4章
がんの
遺伝子検査

「がん」に認められる遺伝子変異には「変異」「挿入」「欠失」「増幅」「逆位」という、1遺伝子の領域内で起こるいわば局所的な異常に加えて、染色体レベルで発生する「転座」のような、大きな構造変化を伴う異常 *20 が存在します Fig.22。ヒトには約23,000の遺伝子が存在すると言いました。そのなかで「がん」の発症や進展、薬剤の有効性にかかわるのは数十〜数百個程度と考えられ、日常検査としてこれらの遺伝子の異常を調べることを「クリニカルシークエンス（臨床シークエンス）」、特に複数の遺伝子を同時に調べる検査を「遺伝子パネル検査」と呼んでいます。

日常診療のなかのがん遺伝子検査

　実は、クリニカルシークエンスはコンパニオン診断として、すでに10年程前から行われているのです Fig.23。例えば、第3章でふれたハーセプチン（乳がんで高発現するHER2に対する抗体薬）投与の際には、ERBB2遺伝子の増幅をFISH法 *21

*20 **染色体と構造異常**
1つの細胞に含まれるDNAは、なんと全長2ｍにもなります。これを直径数十μmしかない細胞にしまうため、DNAは46本に分けられた「染色体」としてギュッとまとめてあります。DNAの塩基の数文字が書き換わるのではなく、「転座」のように染色体の一部がごっそり変わってしまうことを「構造異常」と言います。

*21 **FISH法**
染色体の特定の部位に蛍光色素を付けて、顕微鏡的に染色体数を数える方法をFISH法と言い、遺伝子の数の増減を調べる検査などに用いられます。

Fig.22 様々な遺伝子変異

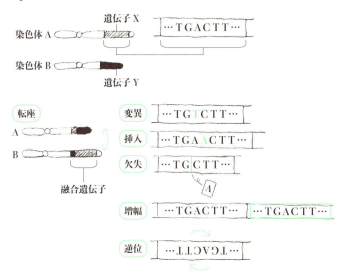

Fig.23 これまでの遺伝子検査

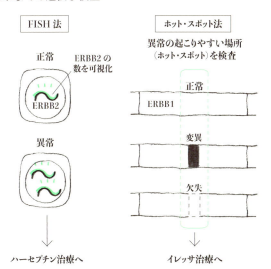

にて確認することが保険診療内で認められています。

　また、イレッサ（肺腺がんで機能が亢進したEGFR受容体の機能を抑える分子標的治療薬）を投与する場合には、ERBB1遺伝子の核酸配列 *22を検査することでEGFR受容体にL858R変異 *23あるいはexon19 *24の欠失の存在を証明することが必要となっており、すでに日常診療として実施されているのです。しかし保険診療内では、一度に特定の1遺伝子の一部だけを調べる検査しか認められていないため、もし調べた部分以外に薬剤の有効性にかかわる遺伝子変異があっても、それに気づくことはできません。また従来の遺伝子配列の解析法（シークエンス法）では、同時に複数の遺伝子変異を調べようとすると時間とコストが相当かかってしまうため、医療現場では現実的ではありませんでした。

　というのは、従来の装置（シークエンサー）はSanger法という原理を用いて遺伝子の塩基配列を1次元的に読み取るもので、1回の解析に数時間がかかり、解読可能な核酸の長さは数百塩基程度です Fig.24。そうすると、例えばERBB1遺伝子

（EGFR受容体の設計図）の場合、全長が約1,900塩基であるため、端から端まで解読するには4回の解析を行うことになり、機械が1台しかなければそれだけで丸1日の時間が必要となります。したがって、現在、Sanger法あるいはこれに類似するシークエンス法では、ERBB1遺伝子の全長を調べることは現実的ではないため、遺伝子変異の頻度が高く、かつ、薬剤選択に重要とされている「ホット・スポット」と呼ばれる部分だけを選んで解析が行われています。

　これまで述べてきたように「がん」には複数の遺伝子の異常が起こる可能性があり、しかも発症臓器にかかわらず、多数の遺伝子を調べることが必要になると、もはやこれまでの遺伝子検査法では対応ができません。

次世代シークエンサーの登場

　このような状況を一変させたのが「次世代シークエンサー」と呼ばれる装置の登場です。2006年にSolexa社が発表し

*24 exon（エクソン）
遺伝子には、タンパク質をつくる設計図として使われる核酸配列と、使われない配列とがあります。前者を「exon（エクソン）」、後者を「intron（イントロン）」と呼んで区別しています。exonとintronは交互に繰り返しで並んでいて、exon19はその遺伝子のなかにある19番目のexonを意味します。

*25 次世代シークエンサーとクリニカルシークエンス
Genome Analyzer は SBS (Sequence By Synthesis) 法という原理に基づいた次世代シークエンサーでした。Solexa社はその後illumina社に買収され、現在クリニカルシークエンスに用いられているのは主にこのillumina社の装置と、また別の原理に基づくThermo Fisher Scientific社の装置です。

た、次世代シークエンサーの初号機となったGenome Analyzer
*25は、核酸解析を行っていた世界中の研究者に大きな衝撃
を与えました。Sanger法がDNA 1本ずつの配列を決定して
いたのに対して、次世代シークエンサーでは数万本単位の
DNAを並列で読み解いていく――例えて言うならば、今まで
1本ずつ横から見ないとその形がわからないと思っていた短い
針を、嶮山のように基盤の上に無数に立てて、それを上から
見るようにしたのです Fig.25。すばらしい発想の転換です。い
わば、宇宙を航行する際のワープ航法を見つけたようなレベ
ルです。

　時を1990年まで遡りましょう。当時、全世界の研究者が協
力してヒトの全遺伝子セット（ゲノム）の核酸配列を解読しよう
という「ヒトゲノム計画」が始まりました。世界中のSanger型
シークエンサーを動員し、約3,000億円をかけて、30億塩基
あるヒト全ゲノムDNAを手分けして読み解こう、というもので
した。計画は大成功し、10年後の2000年、ヒトの全遺伝子
配列が公開されたのです。この成果によって、多くの疾患の

Fig.24 Sanger法

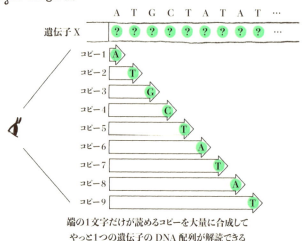

端の1文字だけが読めるコピーを大量に合成して
やっと1つの遺伝子のDNA配列が解読できる

原因遺伝子が同定され、いくつもの治療薬が生まれました。

　このように世界中の研究者が協力して10年かけて読み解いたヒトの全ゲノムDNAは、いまや最もハイスペックの次世代シークエンサーを使うと、わずか数日で、そして安価に読みことができるようになったのです。がんの遺伝子検査も、1つの遺伝子の一部だけだったのが、遺伝子全体、それも複数の遺伝子を同時に調べることが、技術的に可能になりました。「がんゲノム医療」時代の到来です。ただ、安価と言ってもすべての人の全ゲノムDNAを解析するにはまだそれなりの費用がかかりますので、遺伝子パネル検査の現場ではタンパク質の機能が明らかなexon領域や、がん関連遺伝子に標的をしぼった解析（ターゲットシークエンス）が今のところ一般的になっています **Fig.26** ☞コラム5。ただし、いずれの場合も本書執筆時点では自費治療です。

Fig.25 次世代シークエンサー（SBS法）

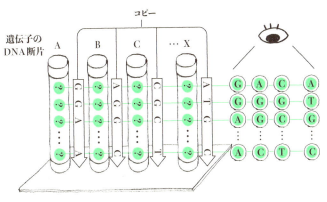

同時に数千万の遺伝子を見られる
1つのDNA配列は1回のコピーで解読できる

がん細胞だけを検査することはできない

　では、この次世代シークエンサーは臨床の現場においてどのような活躍を見せてくれるのでしょうか? 本書の主題である「がん」に絞って解説したいと思います。"そんなにすごい装置があるなら、患者の遺伝子をどんどん調べればいいじゃないか"と思われるかもしれませんね。でも実は、従来の遺伝子1部分を調べる検査と、網羅的に複数の遺伝子を調べる遺伝子パネル検査との間には、まだ大きな隔たりがあるのです。「がん」の遺伝子検査を語るには、シークエンサーなどの機械や試薬などのことを考える前に、まず検査に使用する「がん組織の異質性（Heterogeneity）」について考えなければなりません。

　これは、一言で説明すると"がん組織には、がん細胞も正常細胞も混ざっているし、さらに、そこに存在するがん細胞自体も性格の異なる細胞の集合体である"と言うことです。一般的に、がん遺伝子検査を行うためには、薄く切ったがん組

Fig.26 次世代シークエンサーで可能になったこと

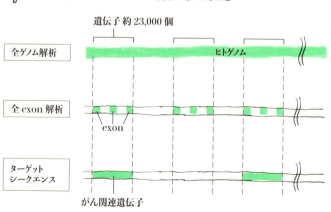

織からDNAを抽出して核酸配列を解析します。その際、その組織片からがん細胞だけを取り出すことはできないため、正常な細胞も含んだ状態でDNAを抽出します。結果として、解析するDNAには正常細胞由来とがん細胞由来のDNAが混在するため、これを区別しなければなりません Fig.27。当然、がん細胞の割合が高い方が正確にがん細胞由来の遺伝子変異を捉えることができるわけですが、例えば膵臓がんの患者さんだと、膵臓が解剖学的に体の奥にあるために組織を採取することが難しく、ごく少量のがん細胞しか含まれてないような組織しか得られない場合もあります。

　では諦めるのかと言うとそうではなく、そもそも次世代シークエンサーによる解析では、同じ遺伝子の核酸配列を数百〜数千回読み込んで、そのなかに何%の異常な核酸断片があるかはVAF（Variant Allele Frequency）*26という数値で示されます。このVAFから判断すれば、がん細胞がわずか数%しかなくても、その遺伝子の異常を捉えることが可能なのです。つまり、検出されたVAFの数値と、顕微鏡的に判断したがん

Fig.27 がん組織は色々な細胞が含まれている

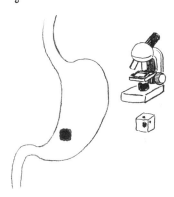

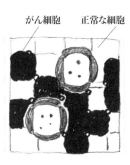

がん細胞　　　正常な細胞

色々な細胞があり、
それぞれ違う変異をもつ
可能性がある

細胞の存在比率がおおむね一致していれば、その変異はがん細胞のものだとわかります。もし、その比率が大きく異なり、例えば顕微鏡的にはがん細胞が90%存在するのにVAFが10%、というような場合には、もしかするとその10%の変異は、腫瘍の中の一部のがん細胞だけがもっている特殊な遺伝子変異であり、その「がん」の全体の性格を表していない可能性が出てきます Fig.28。そうすると当然、その遺伝子変異を標的とした分子標的薬の効果は、限定的になってしまうことが考えられます。

　もっとひどい場合には、検査に用いた組織にがん細胞が含まれていない……ということがありえます。最近では、術前化学療法（NAC：Neoadjuvant Chemotherapy）を施行するケースが増えてきました。そうすると、NACの後に手術で切除された標本には、生きたがん細胞がほとんど含まれていない可能性があります。検査に使用する標本をしっかりと病理医が評価して、はたして遺伝子検査に適した組織なのかどうかを判断しないと、「がん」ではない組織を検査しかねないのです。

*26 VAF（Variant Allele Frequency）
対になっている遺伝子の片方をallele（アレル）と呼び、異なるalleleのタイプ（例えば…ATGAAA…と…ATGATA…のように）を「多型（variant）」と呼び、その割合を表す値がVAFです。「変異」は多型のなかで頻度が低く病的なものを指す言葉です。

そうなると、治療に有用な遺伝子変異が見つからないことは自明ですよね？

　このように、がん遺伝子検査を実施するには、実はその前の段階で病理医が顕微鏡的にその組織をしっかりと評価しておかないと、正しい結論に至らないことをぜひ知っておいてください。

DNAはどんどん分解する

　さて、では遺伝子検査に使用する組織は十分にがん細胞が含まれる適切な検体であることがわかり、そこからDNAが抽出されたとしましょう。このDNAはどのような手順で解析されていくのでしょうか？

　検査を担当する臨床検査技師は、まずそのDNAが検査に適した状態かどうかを確認します。次世代シークエンサーによる遺伝子検査では、基本的に「ショートリード解析」と呼ばれる方法で、150〜250塩基程度の短い断片の解析を行いま

Fig.28 **遺伝子変異ががん細胞のものか見た目と較べて考える**

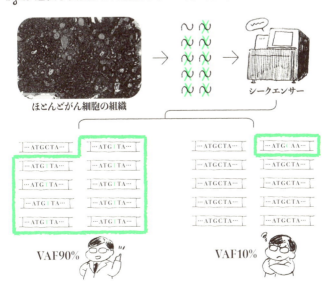

すので、DNAを裁断して使います。しかし、検査前にこのDNAの断片化があまりに進んでしまうと、うまく読み込むことができません。DNAの断片化を起こす要因は、酵素、時間、熱、そして化学薬品です。目には見えませんが自然界には「DNA分解酵素」がたくさん存在しており、組織をそのまま放置しておくと、時間と共にDNAの断片化が進みます。また熱変性においてもDNAには傷が入りますし、一般的な病理検査のために使用するホルマリンという薬剤もDNAの断片化を促進させ、傷が入ります。したがって、そのDNAが検査に適切かどうかを調べる「QC（クオリティ・チェック）」を行う必要があります Fig.29。このQCの閾値、方法は、それぞれの検査法によって異なるため一概に値を決められません。各検査法にあわせて基準が決められていますが、一般的には電気泳動 *27して核酸断片の長さの状態を確認する、あるいは、リアルタイムPCR法のかかり易さを数値化する（ΔCT）*28、などの方法がとられます。

Fig.29 電気永劫によるQC

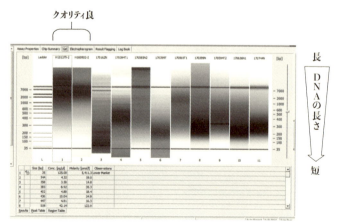

DNAの分解が進むと下にスメア状のバンドが出現

次世代シークエンサーから得られるのは単なる文字列

　QCをクリアしたDNAを使用して、今度はライブラリ作製が行われます。ライブラリとは、次世代シークエンサーの「フローセル」と呼ばれる基盤にDNA断片を乗せる前に、機械が読み取りやすくするためにDNAを束にし、名札に相当するバーコード配列（インデックス）をつけたものです **Fig.30**。完成したライブラリは、illumina社のMiSeqというデスクトップ型次世代シークエンサーであれば、最大25時間で解析が終了します（一般的な試薬であるMiSeq Reagent Kit Ver. 2（300 cycle）を使用した場合）。1回の検査で、データのサイズにもよりますが、後述する「プレシジョン検査」の場合だと6サンプルを一度に解析することができます。ここで得られる最初のデータは、大量のDNA断片（150〜300塩基）から判明した…ATGC…の配列です（FASTQファイルと言います）。単に文字列が得られただけで、まだ何の意味ももちません。

---

*27 電気泳動
核酸はマイナスに帯電しています。鎖が長ければ長いほどマイナスが大きくなりますので、プラス極に引き寄せられやすくなります。この性質を利用してDNAを長さ別に分ける方法が「電気泳動」です。電気泳動の結果から算出されるDIN（DNA integrity number）という指標がQCに用いられています。

*28 リアルタイムPCRとΔCT
PCR（polymerase chain reaction）はある遺伝子を倍、倍に増やす方法で、リアルタイムPCRはその過程をモニターすることができます。元になる遺伝子が多ければ早く増えますし、分解などの理由で少なくなっていたら増え方は緩やかになります。この差を表す値がΔCTです。

高度なデータ解析でようやく意味のある情報に

　次のステップは、これら配列の判明したDNA断片が、どこの遺伝子上に相当するかをコンピューターで調べる「マッピング」*29という作業になります。同時に、マッピングされたDNA断片の配列が、参照した遺伝子配列（「リファレンス」）と比較して異なったところがないかを確認していきます。その結果、もしマッピングされた配列に遺伝子変異・欠失などの異常が認められた場合、その遺伝子変異にどんな意味があるのか、過去のデータベースを参照して、臨床的・生物学的な意義を検討します。この作業を「アノテーション」と呼びます。さらには、その遺伝子の異常が治療薬剤選定に重要な意味があるかどうか、有効な薬剤があるかどうかを検討し、最終的な報告書作成に至ります Fig.31。

　この解析のプロセスは、多量の情報を一度に解析する「バイオインフォマティクス」と呼ばれる学問体系で構成されており、医療関係とは異なる職種の方が担当しています。

Fig.30 ライブラリ作製

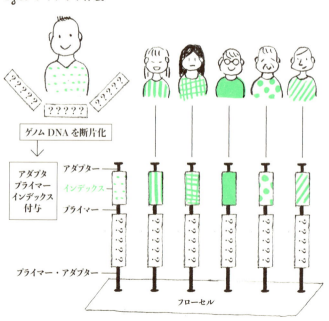

ゲノム DNA を断片化

アダプタ
プライマー
インデックス
付与

アダプター
インデックス
プライマー

プライマー・アダプター

フローセル

　こうした一連のステップをまとめて「解析パイプライン」と呼びますが、これを手作業で行ったのでは、患者1人のデータを解析するだけで数日かかってしまい、臨床検査として成り立ちません。なので、複数のプログラムを組み合わせて自動化されたパイプラインを構築する必要があります。

　筆者がバイオインフォマティクス企業と共に開発したパイプラインは、1人当たりのデータ解析が数時間で終了し、2人のバイオインフォマティクス専門家のチェックを経て最終報告書が2日後に作成されるシステムになっています。単一の遺伝子の異常を調べる検査とは異なり、遺伝子パネル検査においては、大勢の人の手と、大掛かりなコンピューターによる解析パイプラインの構築が必要なのです *Fig.32*。

遺伝子パネル検査の実例

　ここからは、筆者が実際に行った遺伝子パネル検査、その名も「クラーク検査」（2017年7月からは「プレシジョン検査」に

*29 **マッピングとリファレンス**
前述のヒトゲノム計画の成果などもあり「ヒトのゲノムの一般的な核酸配列」がデータベースに登録され誰でも活用できるようになっています。それを参照しながら、一度は数100塩基ごとにバラバラにしたDNAを、30億塩基のゲノムに並べ直す作業がマッピングです。数千万ピースのジグソーパズルを組み立てるイメージに近いでしょうか。参照した配列を「リファレンス」と呼びます。

Fig.31 遺伝子パネル検査の報告書(例)

解析報告書

患者名 :　　　　　　　　　　医療機関 : 北海道大学病院　　　レポートID :
　　　　　　　　　　　　　　担当医 :　　　　　　　　　　　データ到着日 : 2017年　月　日
性別 : 女性　　　　　　　　病名 : 局所進行膵体部癌　　　　データ解析日 : 2017年　月　日
年齢 : 74歳　　　　　　　　喫煙歴 : なし　　　　　　　　　サンプルタイプ : PFPE
家族歴 : あり (乳癌, 肝癌)
シークエンスデータ品質　　問題なし　☑　　　　　　　　　問題あり　☐
depth情報
　　mean depth : 570.5 (SNVdepth : 22 - 1616)
　　Coverage : 4.4%/1000, 40.3%/500, 81.9%/250, 93.6%/125
サンプルがん細胞含有率 : 80%

検出された変異

がん遺伝子変異 : 5
凡例:遺伝子名　変異 (VAF %) (COSMIC件数 / ClinVar significance / CIViC evid.level)
Major変異　　　＊(1) KRAS G12D (44.30%) (13470 / Pathogenic / B)
Minor変異　　　＊(2) TP53 H179_S185delinsR (58.42%) (A)
　　　　　　　　＊(3) SMAD4 Y117* (62.30%) (B)
　　　　　　　　＊~~(4) PBRM1 R1603Q (7.70%) (B)~~
　　　　　　　　＊~~(5) ABL1 D325N (6.00%) (I)~~
SNP　　　　　　(+) BRCA2 M784V (89.20%) (1 / Benign / A)
VUS遺伝子　　　ARID2(41.00%) CBLB(39.40%) ~~MAP3K1(3.00%) FANCE(10.50%)~~
　　　　　　　　~~EGFR(9.00%)~~

検出されたCNV :
　　増幅遺伝子　　　CDK4 ERBB2
　　減少遺伝子　　　AROD1A TP53

検出された融合遺伝子 : N/A

マイクロサテライト不安定性 : 12.5%
mutation rate :　　　　　5.37 SNVs / Mbp (>4%)
　　　　　　　　　　　　5.37 SNVs / Mbp
　　　　　　　　　　　　5.37 SNVs / Mbp(non synonymous)

報告すべきgermline変異 : 0
　　　　　　　　　該当する変異は検出されませんでした。

---

*) COSMIC ... Catalogue of Somatic Mutations in Cancer
*) ClinVar ... a freely available archive of relationships among human variations and phenotypes
*) * is an actionable mutation
*) Major mutation has records in more than 1 data in these databases : COSMIC, ClinVar and CIViC
*) Minor mutation is InDel or has records in either of these databases : COSMIC, ClinVar or CIViC

バージョンアップ）の例を紹介しましょう。北海道大学病院において2016年4月から約1年間実施された「クラーク検査」では、合計で156名の患者さんの遺伝子パネル検査が行われました。その結果は期待を大きく超えるものであり、「がん」の発症原因となったドライバー遺伝子変異で、特に治療標的として期待される変異（Actionable gene alteration）を検出した割合は95%、米国FDA承認治療薬または治験薬の情報に関与する遺伝子変異（Druggable gene alteration）*30を検出した割合は73%にのぼりました Fig.33。

　京都大学病院と三井情報社が共同開発して平成27年4月から開始された「オンコプライム検査」という遺伝子パネル検査においても、ほぼ同様の結果が得られています。つまり、90%以上の方が自分の「がん」の原因となった遺伝子変異を同定する＝自分の「がんの個性」を見出すことができるのです。さらに、70%以上の方々は、治験薬を含めて何かしらの自分の「がん」に効く可能性のある薬剤情報を手に入れることができています。

Fig.32 遺伝子パネル検査の全体像

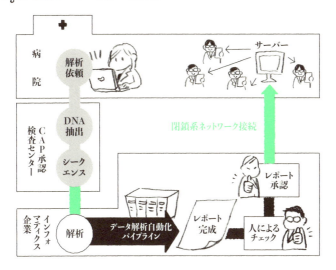

「クラーク検査」を受診した方の大部分がステージ4という最も「がん」が進行した状態の患者さんなので、必ずしも推奨された薬剤を使った治療を受けられたわけではなく、なかには検査結果が出る前に亡くなられた方もいらっしゃいます。しかし、こうした検査を受けた患者さんの多くは、

"自分の「がん」に対する理解が深まった"
"原因となる遺伝子が判ったことで将来、新たな薬が出てくるのではないか、という期待をもって前向きに今の治療を頑張る気になれた"

という気持ちを抱いたようです。今ほとんどの場合、遺伝子パネル検査は「研究」として行われています。しかし患者さんのこのような声は、遺伝子パネル検査を研究ではなく医療として行うことで、「遺伝子」というキーワードが、患者さんと医療者の対話を深める材料の1つになっていることを意味するのだと思います。

*30 Actionable 変異と
　　Druggable 変異
ドライバー遺伝子変異のように発がんへの関与が知られており、治療標的としての介入（Action）が期待される変異を「Actionable 変異」、そのなかで実際に薬のつくられている変異を「Druggable 変異」と呼びます。

検査報告書を患者さんに返すには

　このようにして、やっと出来上がった検査報告書ですが……
実はまだこの段階では、患者さんに返すことができません。
というのも、この段階では「臨床的に意味のありそうな遺伝
子変異がある」ことが判明しただけであり、本当にその治療
を行うべきなのか、あるいは優先順位はどう考えるのか、な
ど、臨床的意義づけをしなければ、患者さんへの説明はでき
ないのです。
　次の章では、こうした遺伝子解析の報告書をもとに、実際
に患者さんに個別化治療を行うプロセスについて説明したい
と思います。

Fig.33「クラーク検査」の結果

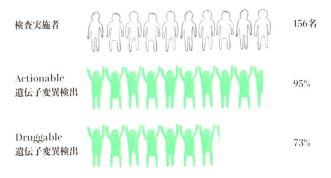

検査実施者　　　　　　　　　　　　　　　　156名

Actionable
遺伝子変異検出　　　　　　　　　　　　　　95%

Druggable
遺伝子変異検出　　　　　　　　　　　　　　73%

期間 2016年4月1日～2017年5月31日
検査から報告書完成まで 20日（中央値）
患者報告まで 28日（中央値）

この章のまとめ

◉ 次世代シークエンサーが
　がん遺伝子パネル検査を可能にした

◉ がん遺伝子パネル検査には
　検査に使用する病理検体の確認が
　必要不可欠

◉ がん遺伝子パネル検査には
　多職種のプロフェッショナルの手が必要

◉ がん遺伝子パネル検査から
　90%以上のがん患者さんが
　自身の原因遺伝子を知ることができ、
　70%以上の患者さんが
　自身に効く薬の情報を得ることができる

第4章
がんの遺伝子検査

【 コラム 5 】

キャプチャーシークエンスと
アンプリコンシークエンス

　少々専門的な話になりますが、数十〜数百の標的
遺伝子を同時に読み解くターゲットシークエンスには、
大きく2つの手法があります。

　1つは、細かく裁断されたDNA断片に対して相補的
な配列をもつキャプチャープローブを用いて捕獲し、
PCRで増幅させて解析する「キャプチャーシークエン
ス法」です。これは言わば、ベイト（餌）を使って釣
り上げた断片を読み解いて遺伝子配列を決定する方
法です。実際に存在するDNA断片をそのまま読み解
くので正確性が高く、融合遺伝子や比較的長い領域
の欠失のようなDNAの大きな構造変化を捉えることも
可能であり、また断片の実数を計算できるためDNAコ

ピー数を算出する能力が高い、という利点があります。一方で、必要なDNA量が多くなること、断片を釣り上げるための作業時間が長いこと、使う試薬が多いためにコストが高くなる、という欠点があります。

　2つめは、DNA断片に対してPCRプローブを用いたマルチプレックスPCRを施行して核酸配列を解析する「アンプリコンシークエンス法」です。必要DNA量が少なくて作業時間も短く、また安価なコストで実施できるものの、PCR増幅領域のGC比など核酸配列によるPCR増幅効率の差異が大きくなるために、増幅不良領域での解析精度の低下やDNAコピー数計算が困難になる、という欠点があります。

　現状では臨床検査として行うがん遺伝子解析に対してベストと言える方法はなく、検査の目的や費用対効果を考えつつ、方法を選択する必要があります。ちなみに、現在筆者らが行っている「プレシジョン検査」では後者のアンプリコンシークエンス法を採用しているため、比較的安価で、かつ検査結果を早く得られる一方で、融合遺伝子の検出ができません。一方、国立がん研究センターや「オンコプライム検査」で使用している「NCCパネル」はキャプチャーシークエンス法を採用しているため、費用が少し高くなっています。

人材育成

　遺伝子検査に基づく個別化治療がなかなか進まない1つの大きな理由は、人材育成だと言われています。本書を読んでいただくとわかるように、がん遺伝子パネル検査を行うためには、病理医、臨床検査技師、遺伝子診断医、薬物療法専門医、遺伝カウンセラー、バイオインフォマティクス専門家（バイオインフォマティシャン）など、数多くの職種の方が関与する必要があり、しかも、これらの方々が遺伝子検査のことを熟知しなければなりません。現在、日本の医育大学において、こうした「がんゲノム医療」を専門的に教育する施設はなく、また専門家もほとんどいません。そこで、国も「がんゲノム医療人材」の育成は喫緊の課題として、日本医療研究開発機構（AMED）が主管する、ゲノム

創薬基盤推進研究事業、ゲノム医療実現推進プラットフォーム事業、臨床ゲノム情報統合データベース整備事業などにおいて、人材育成プログラムを開始しました。また、様々な学会と連携して、情報提供、研修を目的とした講習会の開催も始まっています。さらに、こうしたゲノム医療を普及させるためには、検査・医療を受ける患者さんの理解も必要なのです。したがって医療関係者の人材育成と共に、一般の方に向けた「ゲノム医療」の啓蒙活動も増えてきています。ぜひ身近な街で開催される講習会、講演会に参加して、「がん」「遺伝子検査」「個別化治療」について自ら学んでいただければ、と思います。

第5章
一人ひとりにあわせた
がん治療

2015年1月30日、一般教書演説のなかで当時アメリカ大統領だったオバマ氏が発表した「プレシジョン・メディシン・イニシアティブ（Precision Medicine Initiative）」は、瞬く間に一世を風靡し、次世代の医療のあるべき姿と考えられるようになりました。これまでの医療が平均的な患者向けにデザインされていたのに対し、プレシジョン・メディシン（精密医療）*31とは遺伝子、環境、ライフスタイルに関する個々人の違いを考慮して、最適な疾病の予防や治療法を確立しようとするものです。この演説のなかに、特に「がん」の遺伝子変異を捉えて、その遺伝子変異を標的とする個別の治療、つまり「がんプレシジョン・メディシン（精密医療）」が述べられています。

　第3章でも少し紹介しましたが、実はこうした「がんの個別化治療」は、乳がんや肺がんにおいては10年程前からすでに始まっています。では、なぜ、あえてオバマ氏は演説のなかでわざわざ「プレシジョン・メディシン（精密医療）」という新しい言葉を使って強調したのでしょうか? そのキーワードは「網羅的遺伝子解析」と「遺伝子変異別治療」にあります。

*31 精密医療とゲノム医療

ここまで精密医療、ゲノム医療、個別化医療と様々な言葉が出てきて、混乱している方もいらっしゃるかもしれません。

「精密医療」は本文で書いたように、プレシジョン・メディシンに対する日本語訳、として使われています。遺伝子、環境、ライフスタイルに関する個々人の違いを考慮した、最適な疾病の予防や治療法に基づく個別化医療を意味しています。

「がんゲノム医療」は、厚生労働省が第4回がんゲノム医療推進コンソーシアム懇談会において、"がん患者の腫瘍部及び正常部のゲノム情報を用いて治療の最適化・予後予測・発症予防を行う医療（未発症者も対象とすることがある。またゲノム以外のマルチオミックス情報も含める）"と定義しました。つまり、遺伝子情報に基づくがんの個別化医療、と言い換えることができます。両者は基本的には同じことを意味しています。

臓器別から遺伝子変異別へのパラダイムシフト

　これまでに行われてきた遺伝子変異に基づく個別化治療は「特定の臓器に発症したがん」における「1つの遺伝子の異常」を捉えて治療薬を選ぶ、というものです。例えば、肺がんにEGFR変異が見つかった場合にはイレッサを選択できますが、もし乳がんにEGFR変異が見つかってもイレッサの選択はできません。それ以前に、乳がんにおいてEGFR変異を調べること自体を日本の保険医療では認めていません。

　これに対して「精密医療」は、発症臓器に関係なく、同時に多数の遺伝子を調べて、もし何かしらの遺伝子変異が見つかり、その遺伝子変異に対して有効と思われる治療薬剤が存在する場合には、その治療薬を選択する、という考え方です。

　つまり、これまでの発症臓器別の治療選択から、遺伝子変異別の治療選択に移行することを意味する「がん治療のパラダイムシフト」なのです Fig.21再掲。

Fig.21再掲 消化器がんの治療も臓器別から遺伝子変異別へ

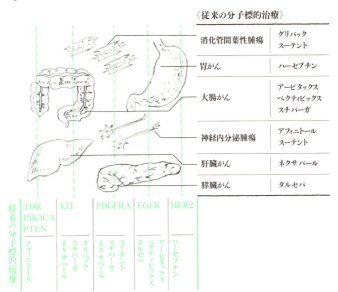

〈従来の分子標的治療〉

消化管間葉性腫瘍	グリベック スーテント
胃がん	ハーセプチン
大腸がん	アービタックス ベクティビックス スチバーガ
神経内分泌腫瘍	アフィニトール スーテント
肝臓がん	ネクサバール
膵臓がん	タルセバ

〈将来の分子標的治療〉

mTOR PIK3CA PTEN	KIT	PDGFRA	EGFR	HER2
アフィニトール	グリベック スチバーガ ネクサバール	スーテント スチバーガ ネクサバール	アービタックス ベクティビックス タルセバ	ハーセプチン

しかし、実際にそのような多数の遺伝子の異常を調べ、治療薬を選ぶことは簡単にできるのでしょうか?

がん遺伝子パネル検査報告書を読み解く

　ここに膵臓がんの患者さんのがん遺伝子パネル検査の報告書があります Fig.31再掲。この報告書は第4章で紹介したように、病理医や臨床検査技師、そして大掛かりな自動化解析パイプラインを経て、複数のバイオインフォマティクス専門家の目を通り……多くの方々の努力の結晶です。この結果をもらった遺伝子診断医が、どのように解釈するのか? 順を追って一緒に考えてみましょう。

　まず報告書の最初の方に書かれている項目は、この患者さんのがん細胞に認められた遺伝子変異のなかで、すぐに重要だとわかるものです。①KRAS G12D、②TP53 H179_S185 delinsR、③SMAD4 Y117* *32の3つで、国際的なデータベースであるCOSMIC、ClinVar、CIViC*33のいずれかに登録が

*32 遺伝子変異の表記法
「KRAS G12D」は第4章にも出てきたように、KRAS遺伝子からつくられるタンパク質の12番目のアミノ酸がG（グリシン）からD（アスパラギン酸）に変異していることを表します。「TP53 H179_S185 delinsR」は、TP53遺伝子からつくられるタンパク質の179番目のH（ヒスチジン）から185番目のS（セリン）までが失われ（deletion）、代わりにR（アルギニン）が挿入（insetrion）されていることを表します。「SMAD4 Y117*」は、SMAD4遺伝子からつくられるタンパク質が117番目のY（チロシン）の位置で終わって短くなってしまっていることを表します。

*33 COSMIC、ClinVar、CIViC
いずれも、これまでに明らかになった疾患を引き起こす変異が登録されているデータベースです。

Fig.31 再掲 遺伝子パネル検査の報告書（例）

解析報告書

患者名：　　　　　　　医療機関：北海道大学病院　　レポートID：■■■■■
　　　　　　　　　　　担当医：■■■■　　　　　　データ到着日：2017年■月■■日
性別：女性　　　　　　病名：局所進行膵体部癌　　　データ解析日：2017年■月■■日
年齢：74歳　　　　　　喫煙歴：なし　　　　　　　　サンプルタイプ：PFFE
家族歴：あり（乳癌、肝癌）
シークエンスデータ品質　問題なし　☑　　　　　　　問題あり　□
depth情報
　　mean depth：570.5（SNVdepth：22 - 1616）
　　Coverage：4.4%/1000, 40.3%/500, 81.9%/250, 93.6%/125
サンプルがん細胞含有率：80%

検出された変異

がん遺伝子変異：5
凡例：遺伝子名　変異（VAF %）（COSMIC件数 / ClinVar significance / CIViC evid.level）
Major変異　　　＊(1) KRAS G12D (44.30%)（13470 / Pathogenic / B）
Minor変異　　　＊(2) TP53 H179_S185delinsR (58.42%)（A）
　　　　　　　　＊(3) SMAD4 Y117* (62.30%)（B）
　　　　　　　　＊(4) ~~PBRM1 R1603Q (7.70%)（B）~~
　　　　　　　　＊(5) ~~ABL1 D325N (6.00%)（I）~~
SNP　　　　　　(+) BRCA2 M784V (89.20%)（1 / Benign / A）
VUS遺伝子　　　ARID2(41.00%) CBLB(39.40%) ~~MAP3K1(3.00%) FANCE(10.50%)~~
　　　　　　　　~~EGFR(9.00%)~~

検出されたCNV：
　　増幅遺伝子　　　　CDK4 ERBB2
　　減少遺伝子　　　　AROD1A TP53

検出された融合遺伝子：N/A

マイクロサテライト不安定性：12.5%
mutation rate：
　　　　　　　　　　　　5.37 SNVs / Mbp（>4%）
　　　　　　　　　　　　5.37 SNVs / Mbp
　　　　　　　　　　　　5.37 SNVs / Mbp(non synonymous)

報告すべきgermline変異：0
　　　　　　　　　該当する変異は検出されませんでした。

---

*) COSMIC ... Catalogue of Somatic Mutations in Cancer
*) ClinVar ... a freely available archive of relationships among human variations and phenotypes
*) * is an actionable mutation
*) Major mutation has records in more than 1 data in these databases : COSMIC, ClinVar and CIViC
*) Minor mutation is InDel or has records in either of these databases : COSMIC, ClinVar or CIViC

ありました。つまり、これらの遺伝子変異は、膵臓がんにおいては比較的高頻度に見つかっているものであり、この患者さんの「がん」の発症や進展に重要なドライバー遺伝子変異で、治療標的になるActionable変異だと考えられます Fig.34。しかし残念なことに、これらの遺伝子変異は、いずれも現段階では有効な治療薬情報にはつながりませんでした。

　では、PBRM、ABL1、BRCA2はどうなの? と思われたかもしれませんね。前者2つは、病理組織から事前に推定された腫瘍細胞含有率にくらべてVAFが極端に低いので、シークエンス解析時のノイズ、あるいはごく一部のがん細胞クローンに由来するもの（治療効果の乏しいもの）と判断しました。BRCA2には「SNP*34」と書いてあります。これは、ヒト集団のなかで1%以上みられる「多型」で、病的意義は少ないと考えられるものです。

*34 SNP
核酸配列が1文字変わること（＝多型）をSNV（エスエヌブイ；Single Nucleotide Variants）とよび、そのなかでも頻度の高いもの（1%以上）をSNP（スニップ；Single Nucletide Polymorphisms)と言います。いずれも個人差の指標と考えられています。

Fig.34 遺伝子変異

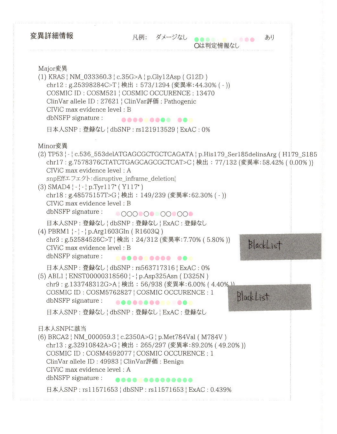

変異詳細情報　　　凡例：　ダメージなし ●●● 　　　●●● あり
　　　　　　　　　　　　○は判定情報なし

Major変異
(1) KRAS ¦ NM_033360.3 ¦ c.35G>A ¦ p.Gly12Asp (G12D)
　　chr12 : g.25398284C>T ¦ 検出：573/1294 (変異率:44.30% (-))
　　COSMIC ID : COSM521 ¦ COSMIC OCCURENCE : 13470
　　ClinVar allele ID : 27621 ¦ ClinVar評価：Pathogenic
　　CIViC max evidence level : B
　　dbNSFP signature : ●●●●¦●●●¦●●● ●

　　日本人SNP：登録なし ¦ dbSNP：rs121913529 ¦ ExAC：0%

Minor変異
(2) TP53 ¦ - ¦ c.536_553delATGAGCGCTGCTCAGATA ¦ p.His179_Ser185delinsArg (H179_S185
　　chr17 : g.7578376CTATCTGAGCAGCGCTCAT>C ¦ 検出：77/132 (変異率:58.42% (0.00%))
　　CIViC max evidence level : A
　　snpEffエフェクト:disruptive_inframe_deletion ¦
(3) SMAD4 ¦ - ¦ - ¦ p.Tyr117* (Y117*)
　　chr18 : g.48575157T>G ¦ 検出：149/239 (変異率:62.30% (-))
　　CIViC max evidence level : B
　　dbNSFP signature : ○○○¦○○ ○●○ ●○
　　日本人SNP：登録なし ¦ dbSNP：登録なし ¦ ExAC：登録なし
(4) PBRM1 ¦ - ¦ - ¦ p.Arg1603Gln (R1603Q)
　　chr3 : g.52584526C>T ¦ 検出：24/312 (変異率:7.70% (5.80%))
　　CIViC max evidence level : B　　　　　　　　BlackList
　　dbNSFP signature : ●●●●¦●●●¦●●● ●

　　日本人SNP：登録なし ¦ dbSNP：rs563717316 ¦ ExAC：0%
(5) ABL1 ¦ ENST00000318560 ¦ - ¦ p.Asp325Asn (D325N)
　　chr9 : g.133748312G>A ¦ 検出：56/938 (変異率:6.00% (4.40%))
　　COSMIC ID : COSM5762827 ¦ COSMIC OCCURENCE : 1　BlackList
　　dbNSFP signature : ●●●●●¦●●●●¦●●

　　日本人SNP：登録なし ¦ dbSNP：登録なし ¦ ExAC：登録なし

日本人SNPに該当
(6) BRCA2 ¦ NM_000059.3 ¦ c.2350A>G ¦ p.Met784Val (M784V)
　　chr13 : g.32910842A>G ¦ 検出：265/297 (変異率:89.20% (49.20%))
　　COSMIC ID : COSM4592077 ¦ COSMIC OCCURENCE : 1
　　ClinVar allele ID : 49983 ¦ ClinVar評価：Benign
　　CIViC max evidence level : A
　　dbNSFP signature : ●●●● ●●●●

　　日本人SNP：rs11571653 ¦ dbSNP：rs11571653 ¦ ExAC：0.439%

Black List：バイオインフォマティクス専門家が、解析系の特徴からノイズと判断した変異。

機能未知の遺伝子変異（VUS変異）から手がかりを探す

　そこで遺伝子診断医は「VUS遺伝子」と書かれた項目に注目します Fig.35。VUS（Variants of Unknown Significance）、つまり、現段階では生物学的・臨床的な意義が不明な遺伝子変異のことです。そもそも、この遺伝子変異が異常なのか正常範囲（個性）なのかもわからないわけですから、解釈するのは容易ではありません。しかし、アミノ酸変化があれば、タンパク質の機能変化が起こる可能性があります。それを足掛かりとして何か治療薬情報につながらないかを考えます。ここで役に立つのが、dbNSFP（database of human non-synonymous SNVs and their functional predictions and annotations）、つまり、アミノ酸変化によってタンパク質の構造変化を計算し、機能変化を予測するためのデータベースです。タンパク質機能変化の程度を推測することで、その遺伝子変異の重要性を判断するシステムとも言えます。

　筆者の「プレシジョン検査」では、さらにそれをわかりやす

Fig.35 VUS遺伝子

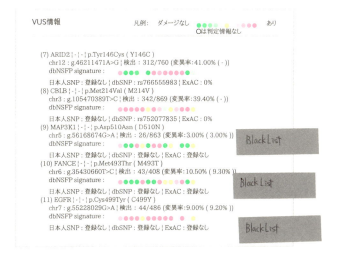

VUS情報

凡例： ダメージなし ●●●● 〇〇〇 ●●● あり
〇は判定情報なし

(7) ARID2¦-¦-¦p.Tyr146Cys (Y146C)
　　chr12 : g.46211471A>G¦検出 : 312/760 (変異率:41.00% (-))
　　dbNSFP signature：　●●●●
　　日本人SNP：登録なし¦dbSNP : rs766555983¦ExAC : 0%
(8) CBLB¦-¦-¦p.Met214Val (M214V)
　　chr3 : g.105470389T>C¦検出 : 342/869 (変異率:39.40% (-))
　　dbNSFP signature：　●●●●●
　　日本人SNP：登録なし¦dbSNP : rs752077835¦ExAC : 0%
(9) MAP3K1¦-¦-¦p.Asp510Asn (D510N)
　　chr5 : g.56168674G>A¦検出 : 26/863 (変異率:3.00% (3.00%))
　　dbNSFP signature：　●●●●●●　●●　　BlackList
　　日本人SNP：登録なし¦dbSNP : 登録なし¦ExAC : 登録なし
(10) FANCE¦-¦-¦p.Met493Thr (M493T)
　　chr6 : g.35430660T>C¦検出 : 43/408 (変異率:10.50% (9.30%))
　　dbNSFP signature：　●●●●●●●●　　BlackList
　　日本人SNP：登録なし¦dbSNP : 登録なし¦ExAC : 登録なし
(11) EGFR¦-¦-¦p.Cys499Tyr (C499Y)
　　chr7 : g.55228029G>A¦検出 : 44/486 (変異率:9.00% (9.20%))
　　dbNSFP signature：　●●●●●　　BlackList
　　日本人SNP：登録なし¦dbSNP : 登録なし¦ExAC : 登録なし

くするために、変化の程度を色で表示するようにしました。赤ければ変化が大きく、緑なら変化が小さいことを意味します。14種類の計算式を使い、信号機のように表示することで、一目でそのタンパク質の機能変化の予測ができます。報告書に示したように、例えばARID2 Y146CおよびCBLB M214Vという遺伝子変異では、比較的赤のスポットが多くタンパク機能変化が大きいことが予想されます Fig.35。しかもVAF（変異率）が41%、39.4%とがん細胞由来であることが明確なので、この2つの変異はおそらくがん細胞にとって何かしら重要な意味があるだろう、と考えられます。さらに論文を検索すると、ARID2もCBLBもがん抑制遺伝子であることがわかったため、この2つの変異はActionable遺伝子変異だと考えられました。MAP3K1、FANCE、EGFRのVUSはVAFが低く、血液細胞でも検出されたのでノイズと判断しました。

遺伝子数の増減（CNV）を調べる

　それでも、まだ、治療薬選定において決定的な遺伝子変異は見つかっていません。そこで遺伝子診断医は、さらなる情報を求めて解析報告書を読み進めました。次に注目したのはCNV*35、つまり遺伝子の増幅や欠失を調べた項目です ⹄ig.36。これは、次世代シークエンサーのデータをマッピングした時に、各遺伝子に配置されたリード*36の数を計算して、その遺伝子が何コピーあるかを計算して算出しています。文章で書くとかなり簡単なように感じますが、実はがん遺伝子パネル検査で用いられる「アンプリコンターゲットシークエンス法」 ☛コラム5 ではPCRによるDNA増幅を最初に行うため、塩基配列によっては増幅効率の差異が発生し、増幅前のDNAコピー数を推定することはかなり難解なのです。

　筆者の「プレシジョン検査」における解析パイプラインでは、150症例以上のデータの蓄積を利用して、各リードの増

*36 リード
次世代シークエンサーではゲノムDNAを短い断片にして大量に配列解析を行うと説明しました。その断片1つひとつの配列を「リード」と呼びます。理論上、リードはゲノムの全域にわたって満遍なくマッピングされるはずです。しかし、もし本来1つのはずの遺伝子が2つに増えたり、無くなったりしていたら、その部分のリードは他の部分より相対的に多くなったり少なくなったりします。またジグソーパズルに例えると、組み上がった時に1箇所だけピースが余ったり足りなかったりしたら、そこには何かの異常があると考えられる、という感じでしょうか。

*35 CNV
遺伝子の数が変わる染色体構造異常をCNV（DNA Copy Number Variants）と言います。がん遺伝子をコードするDNA領域の数が増加する、またはがん抑制遺伝子をコードするDNA領域の数が減少することが、がんの発生や進展に関与することが報告されています。

Fig.36 CNV

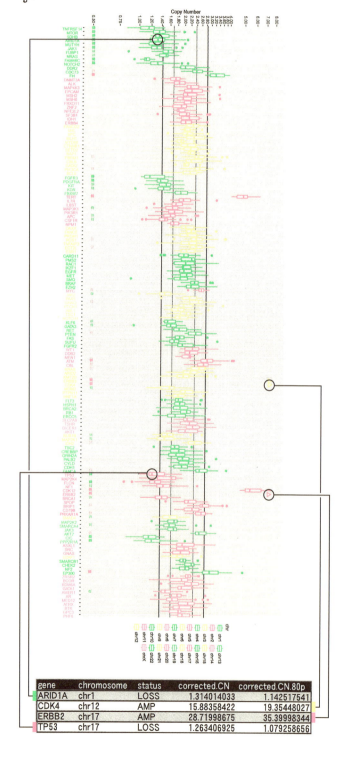

gene	chromosome	status	corrected.CN	corrected.CN.80p
ARID1A	chr1	LOSS	1.314014033	1.142517541
CDK4	chr12	AMP	15.88358422	19.35448027
ERBB2	chr17	AMP	28.71998675	35.39998344
TP53	chr17	LOSS	1.263406925	1.079258656

幅効率の傾向を把握し、適切な補正をかけたうえで、リード数のばらつきに対して症例ごとに信頼区間を設定し、その範囲から外れたものをCNVとして判定する、という方法をとっています。この膵臓がんの症例では、ARID1A遺伝子、TP53遺伝子のLOH、つまり、本来は2コピーあるべき遺伝子の片方の欠失が起きています。また、CDK4遺伝子は20コピー数、ERBB2遺伝子は35コピー数と大幅に増幅していることがわかりました。これらの遺伝子変異も、いずれもActionable変異に含まれます。

免疫チェックポイント阻害剤の効果指標

　また、最近注目されている免疫チェックポイント阻害剤の有効性にかかわる指標として「遺伝子変異数（Mutation Rate）」および「マイクロサテライト不安定性」*37という項目についても算定しています Fig.37。

*37 マイクロサテライト
ゲノムのなかには
…CACACACACACA… と 短 い配列がくり返し現れる領域が多数あり、これは「マイクロサテライト」と呼ばれます。遺伝子修復機構が故障するとゲノム全体に変異が蓄積しますが、その影響はマイクロサテライトに顕著です。そのため、マイクロサテライトの不安定性は一部の治療の効果指標として役立てられています。

これらは簡単に言うと

がん細胞内で遺伝子修復機構が壊れる
↓
遺伝子変異が蓄積
↓
異常タンパク質（異物）が蓄積して
免疫系に認識されやすくなる
↓
免疫チェックポイント阻害剤が効きやすくなる

という考え方に基づいて、マイクロサテライト配列の異常をもとに遺伝子全体の異常の割合を算定したものです。「プレシジョン検査」では、160遺伝子の解析結果を、全遺伝子（約23,000個）に換算した値として算出し、一定の基準値を超えた場合には、免疫チェックポイント阻害剤の有効性が高い可能性がある、と判定します。この症例では、残念ながらその

𝓕ig.37 マイクロサテライト不安定性

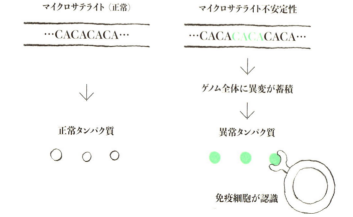

数値はいずれも基準値以下となり、免疫チェックポイント阻害剤の積極的適応にはなりませんでした。

Druggable 変異はあるか

さて、この症例において現状をまとめると、9つのActionable変異があります Fig.38。このなかに、治療薬選定につながる遺伝子変異（Druggable変異）はあるのでしょうか?

遺伝子診断医は、これらの9つの遺伝子変異から有効性が示唆される薬剤情報を探しに行きます。その結果、CDK4遺伝子の増幅に対しては、CDK4/6阻害剤が乳がんにおいて保険承認薬として存在し、膵臓がんに対しては海外でPhase Ⅱの治験が行われていることがわかりました。また、ERBB2遺伝子の増幅はHER2受容体の過剰発現を意味するため、ハーセプチンなどのHER2阻害剤の有効性が示唆されますが、乳がんや胃がんでは保険適用となっているものの、やはり膵臓がんでは海外でのPhase Ⅱ治験が行われているのみ

Fig.38 Actionable 遺伝子変異

KRAS G12D
TP53 H179_S185delinsR
SMAD4 Y117*
ARID2 Y146C
CBLB M214V
CDK4 増幅
ERBB2 増幅
ARID1A 欠失
TP53 欠失

で、日本では保険適用になっていません。また、ARID2、ARID1Aの遺伝子変異については、直接の阻害剤は存在しないものの、この2つの遺伝子がDNA損傷・修復応答に関与するため、これらのタンパク質の機能低下によってDNA障害性薬剤の感受性が高くなる可能性が示唆されました。さらに、ARID1Aに関しては、その機能低下によってmTORというタンパク質のシグナル伝達経路の活性化が起こると報告されているため、mTOR阻害剤の有効性が示唆されることも判明しました Fig.39。結果、遺伝子診断医は4つの治療選択肢を提示しました。

治療の最終判断は

実際に治療を実施する薬物療法専門医は、こうした推奨治療法に対して、どのような最終判断をするのでしょうか? これを決めるのは「Cancer Board（がん治療専門家カンファレンス）」と呼ばれるチームです。遺伝子変異に基づく薬剤情報

Fig.39 Druggable 遺伝子変異

変異	CDK4 増幅	ERBB2 増幅	ARID1A欠失／ARID2 Y146C
分子標的薬	CDK4/6 阻害剤 イブランス (Palbociclib)	HER2 阻害剤 ハーセプチン (Trastuzumab) タイケルブ (Lapatinib) パージェタ (Pertuzumab) カドサイラ (T-DM1)	PI3K/AKT/mTOR 阻害薬 アフィニトール (Everolimus) トーリセル (Temsirolimus)
保険承認	乳がん	乳がん・胃がん	乳がん・腎臓がん など （膵臓がんは適応外）
国内治験 （膵臓がん）	なし	なし	なし
海外治験 （膵臓がん）	Phase II, Phase I	Phase II	Phase II, Phase I
その他の治療			DNA 障害性薬剤高感受性 （プラチナ製剤 など）

に加えて、これまでの治療歴、保険適用の可能性、患者の合併症などの状態、費用負担、年齢など、さまざまな付帯条件をふまえて、最終的な治療選択を行います。

　この症例の場合、70歳代で比較的高齢ではありますが、これまでにプラチナ製剤*38を使った治療が行われていないこと、体力的に問題がないこと、保険診療で実施可能であることから、第一の推奨治療として、プラチナ製剤を含む化学療法が選択されました。それ以外の治療法は、この治療が無効であった場合に自費診療として実施可能な選択肢として提示することとなりました *Fig.40*。

　このような最終判断を1人の臨床医が行うのは現状では難しいため、Cancer Board のような多くの専門家が集まるカンファレンスで意見交換を行って結論を出す必要があります。がん遺伝子パネル検査を実施する施設は、ただ検査を行うだけではなく、治療方針の決定、さらには治療自体に責任をもつことが求められるため、薬物療法専門医を中心としたチーム医療体制の構築が必須なのです。

Fig.40 **倫理的配慮から効果、コストパフォーマンス、リスクなどを総合的に判断し保険診療を第一に選択**

推奨順
① プラチナ製剤（mFOLFOX6療法）
　（選択した根拠：ARID1A 欠失、ARID2 Y146C）

② CDK4/6阻害薬（イブランス）
　（選択した根拠：CDK4 増幅）

③ 抗HER2薬（ハーセプチン、タイケルブ、パージェタ、カドサイラ）
　（選択した根拠：ERBB2 増幅）

④ PIK3K/AKT/mTOR阻害薬（アフィニトール、トーリセル）
　（選択した根拠：ARID1A 欠失）

個別化治療にマッチしていない従来のシステム

　日本には、世界に冠たる国民皆保険制度があり、日本中どこでも誰でも、同じ医療を受けることができます。しかし、それは逆に言えば、誰もが同じ医療を受けることを想定してつくられた制度であるために、一人ひとりにあった個別化治療を行うためには必ずしも制度設計がマッチしていない部分もあるのです。

　現在の保険診療で認められている薬は、ほとんどすべてが「ランダム化比較試験」と呼ばれる方法で実施された治験の結果をもとに承認されています。これは、治験においてデータの偏りを無くすために、被検者となる患者さんを無作為に治療群（治療薬投与）と対照群（プラセボ投与）に振り分け、その治療成績を比較する、というものです。この方法を行うことで、患者背景に関係なく、その薬剤が有効であることが証明できます。つまり、その薬剤を投薬したかしないかを問うも

*38 **プラチナ製剤**
増殖する細胞のDNAを壊して死滅させるタイプの抗がん剤で、強い副作用があります。精密医療は分子標的治療薬だけで行うわけではなく、従来の抗がん剤も予め効果を予測し、より有効に活用します。

のであり、なぜその患者さんに効くのか、という理由は問わな
い、という試験です。第2章で説明したように、これまでの抗
がん剤は基本的に増殖能の高い細胞を一律に攻撃する作用
をもっているものの、その有効性が期待できるがんの種類まで
は推測できません。そのため、こうしたランダム化比較試験に
よって様々な「がん」の患者さんに対して治験を実施し、統
計的に有意差が認められた「がん」に対してのみ、承認が
下りるわけです𝕱ig.41。

　ところが、「がん」の遺伝子変異をもとにデザインされた分
子標的治療薬に対して、こうしたランダム化比較試験を実施
するとどうなるか? 勘の良い方ならすぐにピンとくると思います
が、こうした薬剤は最初から効くことが想定されたタイプの「が
ん」があるわけです。

　しかし、もし薬剤を投与する患者さんを無作為に割り付けし

𝕱ig.41 ランダム化比較試験

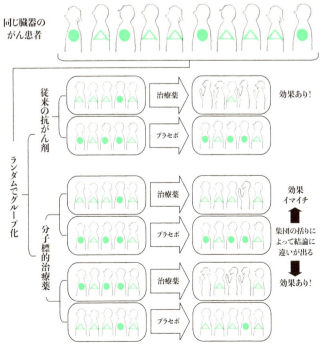

て投薬すると、当然、薬が効くことが期待される患者さんと効かない可能性の高い患者さんがランダムに振り分けられます。もし治療群に偶然振り分けられた患者さんのなかに、薬が効くタイプの遺伝子変異をもつ患者さんがいれば、その患者さんには劇的な効果を示すことができても、もしその人数が統計学的に有意差を出すまでに至らなかった場合には、無効と判定されてしまうのです Fig.41。

　したがって、従来の治験の方法では、こうした分子標的治療薬の有効性を示すことが難しく、保険承認への道のりが遠くなってしまいます。

　そこで、米国では2016年から「バスケット型試験」と呼ばれる治験が開始されました。これは、患者さんをランダムではなく、遺伝子変異別に振り分け、しかも治療薬はその遺伝子変異にあわせてすでに承認されている異なる薬剤を投与し、

Fig.42 バスケット型試験（例）

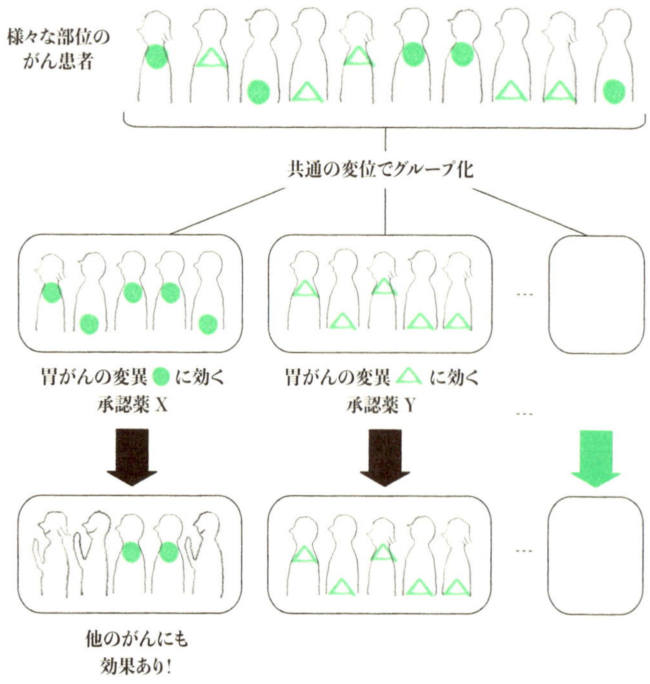

様々な部位の
がん患者

共通の変位でグループ化

胃がんの変異 ● に効く
承認薬 X

胃がんの変異 △ に効く
承認薬 Y

…

他のがんにも
効果あり！

対照群（プラセボ投与）は置かない、という内容です $\it{Fig.42}$。これは分子標的治療薬を使った精密医療をすぐに実施するための根拠をつくる画期的な治験であり、世界中がその結果に注目しています。

　米国だけではなく、世界各地でこうした遺伝子プロファイルに基づく臨床試験、治験が実施され始めており、おそらく2〜3年以内には「がん治療」は大きく変わり、最初にまずがん遺伝子パネル検査を行い、遺伝子プロファイル *38に基づいて適応薬剤を選ぶ、いわゆる精密医療、個別化治療がスタンダードになると考えられます。

今できる遺伝子検査後の治療の可能性

　では、話を「今」に戻しましょう。もし、この本の読者のなかで、今すでに「がん」と闘病中の方、あるいは医師として多くの「がん」患者さんの治療を行っている方は、がん遺伝子パネル検査の後の治療については、どのように考えれば良

*38 **遺伝子プロファイル**
患者さんの「がん」がどのような性質のものなのかを遺伝子変異の状態で表したものを、「遺伝子プロファイル」と言います。よく刑事ドラマで犯人像を突き止めるために「プロファイリング」が行われますが、遺伝子検査はまさに「がん」のプロファイリングと言えるでしょう。

いのでしょうか？ 筆者は、自費診療にて「プレシジョン検査」を行う患者さんには“遺伝子検査後の治療の可能性としては、大きく3つのパターンがあります”と説明をしています Fig.43。

　一番の理想は、治験にエントリーすることです。最近開発された薬剤は、その多くが分子標的治療薬、すなわち、遺伝子変異に基づいて開発された薬剤なので、仮にPhase I という治療効果を目的とせずに薬剤の毒性を調べるための治験であっても、遺伝子プロファイルがマッチすれば、劇的な治療効果を発揮する場合があるからです。しかも、一般的に治験の場合には患者さんの治療費の自己負担はありません。筆者が北海道大学病院で担当した患者さんにも、恩恵を受けられた方が数名いました。しかし、治験にはエントリー条件が設定されており、誰でもエントリーできるわけではないですし、実施施設も限られています。例えば北海道の患者さんが、東京で行われている治験に入ることは、規定上は可能ですが、定期的に検査を受けに東京まで通わなければならず、その身体的負担はかなり大きなものとなります。

Fig.43 遺伝子パネル検査と検査後の選択肢

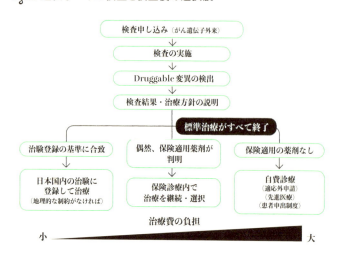

　それからもう1つ、偶然に保険診療で使える薬剤が標的とするDruggable変異が見つかった場合には、保険診療内で治療を実施することが可能です。ただし、がん遺伝子パネル検査は基本的には保険診療で実施可能な治療がほぼ終了した方が受診されることが多いので、保険診療で使える薬剤が見つかる可能性は低いと考えられます。しかし、前述の膵臓がんの患者さんのように、遺伝子プロファイルからプラチナ製剤の有効性が期待され、しかもまだプラチナ製剤を用いた治療を行っていない、という場合には、当然、保険診療内でこうした治療を選択することが可能です。

　では、がん遺伝子パネル検査を受診し、有効性が期待できる承認された薬剤が見つかったものの、その患者さんの「がん」には保険適用がなく、また、その薬剤を使う適切な治験もなかった場合はどうなるのでしょうか? つまり、薬はあるが、保険診療では使えない……という場合です。実際には、このケースが最も多くなります。この場合、自費診療として治療を行うという選択肢があります。筆者が担当した患者さんのなか

にも、数名、自費診療を選択した方がいらっしゃいました。ただし、自費診療での「がん治療」には、かなりのハードルがあることを知っておかなければなりません。

自費診療の実際

　近年の分子標的治療薬は開発費が嵩んでいるために、かなり薬剤が高価です。1錠が1万円を超えることも珍しくなく、そうすると、月額の薬剤費だけで60〜100万円という金額になることもあります。

　さらに、日本の健康保険制度では1つの病気に対する一連の治療行為のなかで、保険診療と自費診療が混在する混合診療を禁止しているため、自費での治療を開始した患者さんは、副作用発生などによる緊急対応を含めて、その後のがん治療はすべて自費負担となります。したがって、年間1,000万円にものぼる治療費を支払う必要性が出てくる場合もあり、そう簡単に自費診療を行うことは避けなければなりません。

　また、治療を行う医療機関にとっても、安易な自費診療は想定外の副作用の発生によって患者の余命を短くしてしまう可能性もあり、慎重な対応が求められています。ただし、実際にそうした自費診療を選択して治療を開始し、劇的な治療効果を得た患者さんが複数存在することは事実であり、リスクや批判を恐れて保険診療の枠にとどまり続けることは、精密医療の推進においても、決して望ましいことではないと考えられます。

進みつつある新しい制度設計

　2017年、厚生労働省に「がんゲノム医療推進コンソーシアム懇談会」が組織されました。同会が6月に発表した「がんゲノム医療実用化に向けた工程表」によれば、2017年度中に「がんゲノム医療中核拠点」を選定し、その拠点を中心としてがん遺伝子パネル検査を活用した新たな先進医療を実施し、なるべく早い段階でこうした検査の薬事承認、がん精密医療

の実現を行う、としています。つまり、最終的には保険診療
として、遺伝子プロファイルに基づく薬物選択を行うことを目
指した制度設計が進められています。本書を読まれた方が
「がん」に罹患した時には、もしかすると保険診療にてがん遺
伝子パネル検査、さらに発症臓器や組織型によらない、遺
伝子変異に基づく治療薬の選択が可能となっているかもしれ
ません。

　今後、さらに遺伝子検査が発展し、また個別化治療の体
制が整うことで、ますます「がん精密医療」は身近なものに
なっていくと思われます。そのなかで大切なことは“自分の「が
んの個性」をしっかりと理解すること”なのです。あなたの
「がん」と、私の「がん」は、たとえ同じ大腸に発生した「が
ん」だとしても、そのドライバー遺伝子変異は異なっており、
違う病気なのです。自分の「がん」が、どのような遺伝子変
異によって発生したものなのかをしっかりと知っておけば、仮
にその時点で適切な治療法が見つからなくても、今後はどん
な薬剤の登場に網を張っておけば良いのか、暗くて先が見え

ない不安な道にあかりをともす灯籠になってくれるかもしれません Fig.44。

Fig.44 遺伝子検査という灯り

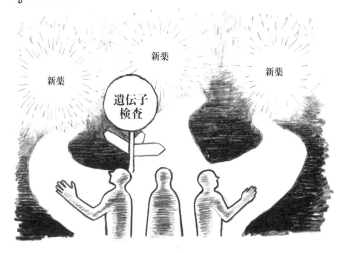

◉ プレシジョン・メディシン
　（精密医療）は、
　個別化治療を臓器別から
　遺伝子変異別へと発展させた概念

◉ がん遺伝子パネル検査の報告書を
　読み解くには、既知の変異・構造異常、
　VUSの解釈などに関する知識が必要

◉ Druggable変異が見つかった場合、
　治験へのエントリー、保険診療、
　自費診療の大きく3つの選択肢がある

第5章
一人ひとりにあわせたがん治療

先進医療

　がん遺伝子外来では、ときどき患者さんから

"この検査は先進医療ではないのですか?"

と問い合わせを受けます。そういう方はおそらく、がん保険の先進医療特約を付けているのでしょう。でも、そもそも先進医療とはどういう意味があるのでしょうか?

　もちろん言葉の意味として「先進的な技術を使った医療」のことを指しますが、厚生労働省が定める「先進医療」は、健康保険法等の一部を改正する法律（平成18年法律第83号）において、「厚生労働大臣が定める高度の医療技術を用いた療養その他の療養であって、保険給付の対象とすべきものであるか否かについて、適正な医療の効率的な提供を図る観点から評価を行うことが必要な療養」として、厚生労働大臣が定める「評価療養」の1つと定義されています。つ

まり、先進医療として認定された新技術は、当面検査料・治療は自費負担となるが、保険診療と併用できるため、治療の選択肢が大きく拡がります。

　現在、がん遺伝子パネル検査はいずれも自費診療で行われているため、保険診療が行われる日、すなわち、入院中の患者さんや外来での投薬日・定期受診日には、自費診療となるがん遺伝子パネル検査を受けることはできません。また、遺伝子検査の結果、自費診療での治療を選択した場合も、その後の通院・検査・入院にかかる費用はすべて自費になってしまいます。しかし、もしがん遺伝子パネル検査、および、その検査の結果行われる治療が先進医療として認められた場合には、保険診療との併用が可能となり、入院中の患者さんや外来で化学療法を受けている患者さんには朗報となるでしょう。実際、厚生労働省は、遺伝子パネル検査（がん遺伝子パネル検査）およびこれに紐づく個別化治療に対して先進医療Bとして認定する方向で検討を進めており、もしかすると本書が発刊される頃には、遺伝子検査に基づくがん個別化治療が、先進医療として認定されているかもしれません!

第6章
次世代のがん予防、がん治療へ

これまで、「がん」と遺伝子の関係、遺伝子検査の意義と方法、そして遺伝子プロファイルに基づく個別化治療について述べてきました。おそらく、ここまで読み進めてきた皆さんは、もし自分が「がん」になったらどのように考えて対処すれば良いのか……具体的にイメージできるようになったのでは、と思います。しかし、そもそも「がん」にならなければ、あるいは、早期発見できれば、そんな治療をしなくても良いはず……と思われる方もいらっしゃるでしょう。では、まだ「がん」にかかっていない人が遺伝子検査を受けることによって、「がん」の予防や早期発見に役立つ情報は得られるのでしょうか？この章では、次世代の「がん」の予防や早期発見を主眼とした治療法について考えてみたいと思います。

がん検診・生検の限界

　厚生労働省は、2008年3月に「がん予防重点県境教育及びがん検診実施のための指針」を定め、がん検診の受診率

を50%以上とすることを目標とし、市町村による科学的根拠に基づくがん検診を推進しています。しかし、胸部X線写真やマンモグラフィーによる健康診断を実施することで肺がんや乳がんの死亡リスクの低減には繋がらない、という論文報告も複数存在しており、現在主流となっている画像診断によるがん検診の有効性には限界があることがわかっています。その理由の1つに、5mm程度の「小さながん」は画像診断で見つけにくいことがあげられます。そもそも、X線写真やMRIは、「がん」の影や「がん」が発する磁場の違いを見てその性状を理解する、という方法です。つまり、「がん」そのものを見ているわけではありません。

　では、病理組織を採取してその細胞を直接診る生検病理診断ならば、正確に「がん」全体の性状を把握できるのでしょうか? 実は、それもしばしば困難なのです。生検によって採取される組織片の大きさは、せいぜい2〜3mm大で、多くても数カ所からの採取に留まります。しかし、第4章で紹介したように、がん組織には正常細胞も含まれ、またがん細胞自体

にもさまざまな遺伝子変異をもつ細胞が複数混在する
Heterogeneityがあります。そうすると、その採取された数個
の2〜3mm大の組織片が「がん」すべての性格を表してい
るとは限らないのです。

　特に、「転移しているがん」の場合には、原発巣と転移巣
で遺伝子プロファイルが異なることは様々ながん種で報告され
ており、採取された部位によって得られる遺伝子変異の解釈
が異なってくる可能性があるのです。

血液からがんを見つける

　こうした状況を打破してくれると期待されている「Liquid
Biopsy（液状生検）」という検査法があります。この名前の由
来は、通常の病理組織を採取して診断することを生検(Biopsy)
と呼ぶのに対して、液状検体である「血液」を採取して診断
することをLiquid Biopsy（液状生検）と表現したものです。
血液の中には、ごくわずかながらがん細胞が浮遊しており、

𝓕𝑖𝑔.45 Liquid Biopsy

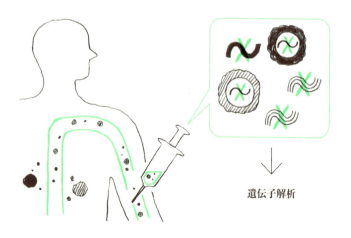

遺伝子解析

進行がんであれば数百〜数千個のがん細胞が存在し、早期がんであっても数十個のがん細胞が浮遊していると言われています。さらに、壊れたがん細胞から遺伝子の断片が放出されたものも血液を巡回しており、遊離DNA（cfDNA：cell free DNA）と呼ばれています。Liquid Biopsyはこうした浮遊しているがん細胞あるいはcfDNAを捉えて遺伝子解析することを意味します Fig.45。

　なぜLiquid Biopsyが注目されているのでしょうか? 理由は大きく2つあります。

　1つは組織を採取する生検に比べて血液の採取は侵襲が少ない検査であり、患者さんの身体的負担が少ないこと、もう1つは、仮に「がん組織」のHeterogeneityがあっても血液中のcfDNAはすべてが混在すると考えられるので、その患者さんの「がん」の全体像を把握できるからです。

　2016年12月、日本で初めてのLiquid Biopsyによる遺伝子診断キットが薬事承認されました。コバスEGFR変異検出キットv2.0と呼ばれるこのキットは、血液中に存在する肺がん細胞

由来のEGFR遺伝子のT790M変異を特異的に検出するものです。この検査が陽性となると、タグリッソ（Osimertinib）という分子標的治療薬の投薬が認められます。Liquid Biopsyで得られるDNA量は微量であるため、現状では特定の遺伝子変異の検出や、原発巣で同定した遺伝子変異を追跡して再発を早期に発見する、といった用途に限定されていました。

　しかし、Liquid Biopsy検体を使って73のがん遺伝子の変異を検出することができるGuardant360と呼ばれる検査も登場し、まさに血液検査でがん遺伝子パネル検査を行う時代が到来しつつあります。

　ただし、検査の感度や特異度の点においていくつかの問題点も指摘されており、信頼のおけるがん遺伝子パネル検査として普及するには、さらなるシステム開発が必要ではありますが、近い将来には血液検査だけで「がんの個性」をすべて把握できると予想されています。

がんのリスクを調べるには

　Liquid Biopsyは、体のどこかに「がん」があればがん遺伝子パネル検査を実施することができますが、今はまだ「がん」には罹患していない人の“将来「がん」になるリスク”を調べることはできません。そうした発がんリスクをはかる指標の1つが、第2章で説明した生殖細胞系列遺伝子変異です。つまり、もって生まれた遺伝子変異を調べることで「がん」を発症するリスクを知ることができます。

　そうすると……次世代の医療システムにおいては、まず生まれたときに生殖細胞系列遺伝子変異の検査を行って、どのような「がん」に何歳くらいで罹患しやすいかを知り、年に1回行うLiquid Biopsyで早期発見を行って、万が一「がん」が見つかったら、採取した組織を使ってがん遺伝子パネル検査を行い、個別化治療を実施、再発の早期発見はまたLiquid Biopsyで……人生において常に遺伝子検査と共に歩んでいく、そんなゲノムライフログが描けるかもしれません 𝔉𝔦𝔤.46。

𝔉𝔦𝔤.46 遺伝子検査と歩むがん医療

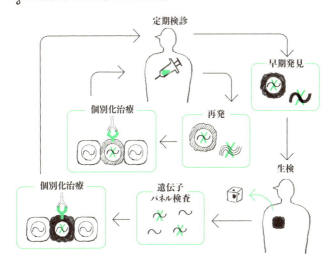

そうした次世代の予防医療、個別化治療のシステムは「がん」だけではなく、高血圧や糖尿病など、多くの病気に利用されることになると予想されており、近未来では主要な疾患の大部分が遺伝子レベルで語られるようになっているかもしれません。

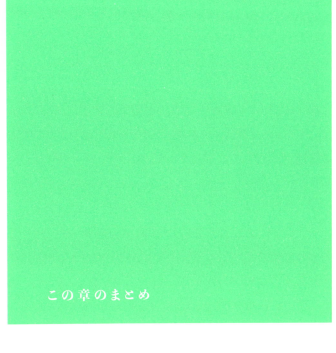

この章のまとめ

- ◉「がん」の早期発見には
  Liquid Biopsy が期待されている

- ◉ ゆりかごから墓場まで、
  遺伝子検査と共に歩む時代が
  すぐそこまで来ている

おわりに

　医学の進歩は目覚ましく、私が医学部の学生だった25年前
は、まだ「がん遺伝子」が次々と発見・報告され、その機能
の解明がなされている時代でした。なので、自分が現役の医
者をしている間に、まさかこうして一人ひとりの遺伝子を調べ
て、一人ひとりにあった治療法を選ぶ時代が来るとは夢にも
思っていませんでした。このように医学が進歩してくると、わ
れわれ医療者も、そして患者さんも、何かすべての病気はい
ずれ必ず治せるのでは……? と思ってしまいます。しかし、決
してそんなことはありません。

　EGFR遺伝子変異をもつ肺がんにGefitinibが登場し、全
身に転移してしまった肺がんが、わずか2〜3カ月でほとんど
消失してしまう威力を見たとき、現場の多くの医師は心底驚
き、もう肺がんは完治できるんだ……と錯覚を抱いたに違いあ
りません。しかし、現実は厳しいもので、そうした患者さんの
80%は1年以内に再発し、その時にはもうGefitinibは効かな
くなっているのです。Gefitinibに続いて登場したErlotinibは
より有効性が高いと言われており、無増悪生存期間
（Progression free survival＝薬が効いている期間）を通常の化学
療法に比べて約8カ月延長させることできますが、それでも全
生存期間（Overall survival）、つまり、延命効果については、
2カ月の延長にとどまっています。つまり、遺伝子変異を同定
して、それに基づく治療を行ったとしても、実は寿命を延長さ
せる効果は限定的だということなのです。

　もちろん、これらのデータは平均値であり、全員が同じでは
ないため、なかには劇的な効果を示して再発せず、長期生
存する方がいるのも事実です。でも、忘れてはならないこと
は、人間には必ず寿命があり、いつかは死ぬ、ということで

す。冒頭にも書きましたが「がん」の発生率がこれだけ高くなってきたのは、人間が長生きするようになったから、なのです。つまり「がん」は老化現象の1つであり、「がん」になったのは年をとったからしょうがないこと、と考えることもできます。なので、一人ひとりにあった「がん治療」を考えるとき、すべてを遺伝子レベルで捉えて個別化治療を行う必要はなく、これが自分の寿命なのだ……と捉えて天寿を全うする、そんな選択肢もあってよいのだと思います。

　私が尊敬する病理医の先輩である樋野興夫先生（順天堂大学）は、「がん哲学」という考え方を世の中に普及させています。これは、「がん」は人生の縮図であり、「がん」に起こることは人間社会にも起こる、そして、「今そのがんで死ななければ良い」のであって、「人間には最後に死ぬという大切な仕事がある」ことを説いています。宗教観が低いと言われる日本においては、「人の死」ということに対する教育が希薄なため、日本人はいつの間にか「死ぬ」ことを忘れてしまっているのではないでしょうか？ 何歳になっても、どんな病気になっても、医学の進歩によって、何歳まででも生きられる、そんな錯覚に陥っているような気がします。老化現象の1つである「がん」は、人生の終焉をそろそろ考え始めなさい、というシグナルなのかもしれません。そうすると、遺伝子プロファイルに基づく個別化治療の役割は、必ずしも寿命を延ばすことではなく、無病悪生存期間、つまり薬が効いていて、「がん」に悩まされずに日常生活を送ることができる期間を少しでも長く手に入れることが重要であり、その間に「死ぬ、という最後の大役」をしっかりと果たせるように準備をすることにあるのかもしれません。

謝辞

　本書の執筆にあたり、クリニカルシーケンスチーム（通称；チームＮ）のメンバー（北海道大学病院がん遺伝子診断部；王 磊助教、林 秀幸助教、松岡亮介医師、柳田絵美衣技師、佐藤千佳子さん、三菱スペース・ソフトウエア社；谷嶋成樹副室長、毛利 亮さん）、渡辺 亮・京都大学iPS細胞研究所特定助教を始め、北海道がんセンター及び三菱スペース・ソフトウエア社バイオメディカルインフォマティクス室のスタッフには、多大なご協力を頂きました。また、私の病理学の恩師である長嶋和郎・北海道大学名誉教授、がん研究の指導者である松田道行・京都大学教授、長年に渡ってがんゲノム研究活動を支援してくださった鎌田 一・北斗病院理事長、そして公私にわたって医師としての活動を支援してくださった川上雅人・静和記念病院理事長には、この場を借りて厚く御礼申し上げます。

　また、辛い闘病生活の中で「がん遺伝子外来」を受診して遺伝子パネル検査を受け、我々の医療活動にご協力くださった、すべてのがん患者の皆様とそのご家族の勇気に敬意を表します。

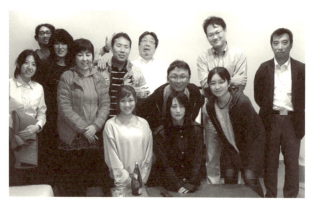

チームＮの仲間たち；札幌の自宅にて

索引

131

132

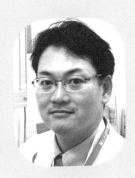

西原広史 *Hiroshi Nishihara*

北海道がんセンター がんゲノム医療センター長

慶應義塾大学病院腫瘍センター 特任教授

北海道大学病院 客員教授

札幌医科大学 客員教授

長崎大学 客員教授

医学博士、病理専門医

北海道室蘭市生まれ。1995年、北海道大学医学部医学科卒業、大学院医学研究科（病理系専攻、長嶋和郎 教授）入学。国立国際医療センター、University of California, San Diego 校への国内外の留学を経て、癌の個別化病理診断システムの確立を中心とした Translational research を開始。2015年、北海道大学医学研究科探索病理学講座 特任教授。北海道大学病院臨床研究開発センター生体試料管理室（室長）にて世界初のクリニカルバイオバンクを構築、さらに北海道大学病院がん遺伝子診断部を設立して、医療としての院内クリニカルシークエンスシステム「クラーク検査」を開発。2017年より現職となり、同年7月、外注型がん遺伝子パネル解析「プレシジョン検査」を開始。

病理専門医でありながら、外来における患者との対話を大切にしており、「良い病理医は、良い臨床医である」という信念を貫く。後輩には「欲張りな人生を送る」ことを教え、何事にも貪欲に取り組むを是とする。ゴルフと釣りをこよなく愛し、影響を受けてゴルフや釣りを始めた後輩も多数。

がんと正しく戦うための
遺伝子検査と精密医療
いま、医療者と患者が知っておきたいこと

2017年11月1日　第1刷発行

著　者	西原広史
発行人	一戸裕子
発行所	株式会社　羊　土　社
	〒 101-0052
	東京都千代田区神田小川町 2-5-1
	TEL　03 (5282) 1211
	FAX　03 (5282) 1212
	E-mail　eigyo@yodosha.co.jp
	URL　www.yodosha.co.jp/

ⓒ YODOSHA CO., LTD. 2017
Printed in Japan

ISBN978-4-7581-1819-4

ブックデザイン	辻中浩一、吉田帆波 (ウフ)
イラスト	久保沙織
印刷所	広研印刷株式会社

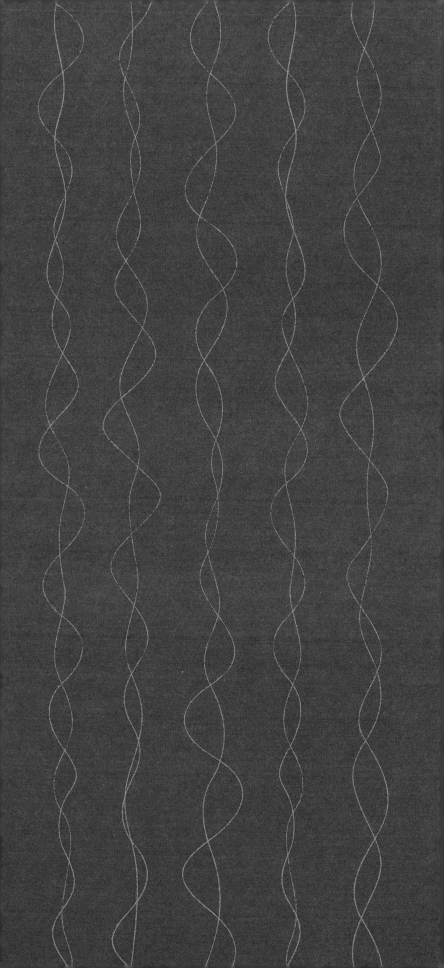

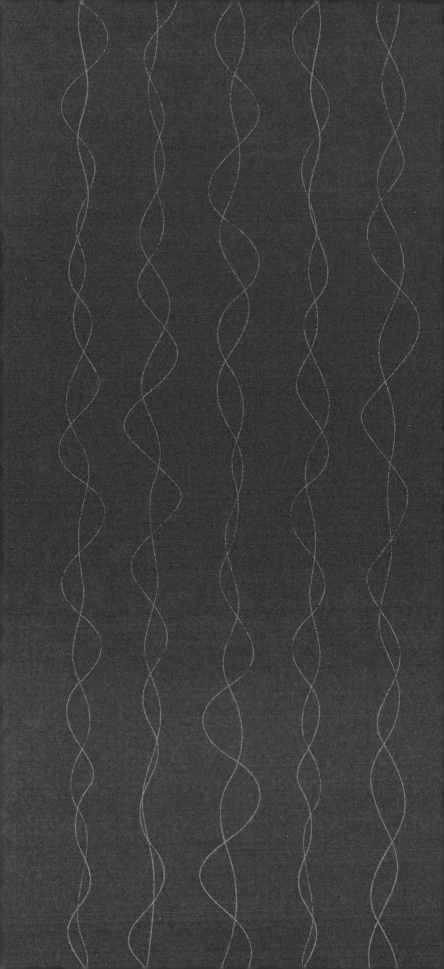